Nursing Leadership & Followership

간호 리더십과 팔로워십

김인경 김형희 문숙자 이혜영 김유미 공저

JMK

머리말

한국간호교육의 역사 100여년을 뒤돌아볼 때 세계 보건의료환경의 변화 속에서 간호계는 간호고유영역과 다양한 유관 분야 및 다학제 간의 상호협력조정이 불가피한 상황에 와 있다. 간호가 전문직으로서의 위상확립과 글로벌시대에 확대된 간호역할수행에서의 효율적이고 성공적인 간호의 질적 성장을 위해서 간호조직에서는 어떤 준비를 해야 하는가?

건강관리환경변화에 대처하기 위해서는 간호계에도 선진화된 체계적 경영마인드를 갖추고 변화하는 경영패러다임에 따라 간호실무 발전을 위해 전방위적인 노력하고 있다. 간호관리에서의 적절한 간호리더십발휘는 그 어느 때보다도 중요성과 필요성이 강조되고 간호학과교육과정에도 포함시켜 교육하고 있다.

그러나 간호리더십 내용은 간호관리학의 지휘영역에서 주로 다루어지고 있으나 간호학의 국가시험 대비 간호관리학 학습분량이 상대적으로 많다 보니 리더십에 대한 전반적인 이해와 깊이 있는 리더십학습이 진행되기에는 부족한 면이 있다 하겠다.

간호의 역할 전망은 간호실무제공자, 교육자, 연구자, 지도자, 자문가, 의사결정자, 옹호자, 변화촉진자, 협동자 등 다양하다. 그 역할 수행과 관련하여 우리의 역대 간호지도자는 간호전문인으로서 때로는 리더로, 때로는 팔로워로서의 역할을 해왔다고 할 수 있다. 리더십의 역사적 발전과정을 살펴보면 시대에 따라 학자마다 다양한 이론적 견해를 보이지만 리더십이란 어떤 매개체, 즉 일이나 이슈, 관심사항을 통하여 사람들 간에 서로 영향력을 주고받으며 결과를 산출해 가는 과정이라는 결론에 동의하는 경향이다. 전통적인 리더십에서 리더가 단신직으로, 일방향직으로 이끌면 구성원은 그에 따르는 것이 일반적인 형태였다. 미래의 리더십은 리더와 팔로워의 다양한 상황에 따른 영향력 행사 과정으로 다양한 유형의 리더십이 공존할 것으로 전망된다.

본서에서는 간호관리업무에서 성공적인 리더십을 적용하는 데 도움을 주고자 리더십과 팔로워십의 관련지식을 폭넓게 제공하고자 한다. 타학문분야의 전문적 리더십 내용을 간호학 관점으로 보고 간호실무에 적용할 수 있도록 재조정하는 것이 쉬운 일은 아니었다.

본서의 구성은 다음과 같다.

1장, 리더와 리더십으로 리더십의 개념, 이론, 유형에 대한 이론과 리더십 사례를 소개하였다.

2장, 팔로워와 팔로워십으로 팔로워십의 개념과 유형에 대한 이론과 적용사례를 첨부하였다.

3장, 리더십의 핵심 역량으로 의사소통, 동기유발, 스트레스관리, 갈등관리, 의사결정기술, 영향력과 힘에 대한 내용이다.

부록에는 설문을 통하여 리더의 리더십 스타일과 학생들 자신의 스타일과 수준을 직접 평가하고 토론해 볼 수 있도록 리더십 관련 측정도구를 제시하였다.

본 교재를 통하여 리더십과 팔로워십에 대한 교수와 학생 간의 소통 및 이해의 계기가 되고 나아가 학습 토론의 장에 필요한 자료로 활용되기를 바란다.

교재의 부족한 부분에 대한 것은 차후 좀 더 나은 교재 개발을 위해 관심어린 발전적 의견을 주시기 바랍니다.

이 책이 출판될 때까지 많은 수고와 지원을 해 주신 정문각 임직원 모두에게 감사드립니다.

2016. 7월

저자 일동

차례

1 장

리더와 리더십

학습목표

1. 리더십 개념을 설명할 수 있다.
2. 리더십의 의의와 중요성을 설명할 수 있다.
3. 리더십과 관련된 개념을 비교설명할 수 있다.
4. 리더십 이론의 발전과정을 설명할 수 있다.
5. 리더십 연구접근 방법과 다양한 관점을 설명할 수 있다.
6. 특성론적 리더십을 설명할 수 있다.
7. 행동론적 리더십을 설명할 수 있다.
8. 상황론적 리더십을 설명할 수 있다.
9. 리더십 유형을 설명할 수 있다.

1. 리더십 개념

- 리더십의 본질은 아랫사람들을 배려하고, 그 자신의 일에 재미를 느끼고, 자신의 능력을 마음껏 발휘할 수 있는 기업환경을 만드는 것이다. 직책의 고하를 불문하고 누구든지 이런 일을 해내는 사람이야말로 진짜 리더다.
  – 로버트 타운젠드
- 리더십의 씨앗은 그것을 받아들일 준비가 되어 있는 마음의 토양에서만 자란다. – Charles Manz
- 의심되면 위임하지 말고 위임했으면 의심하지 말라. – 세종 5년
- 리더십과 학습은 불가분의 관계에 있다. – 존 에프 케네디
- 리더는 동시에 추종자이다. 추종자들도 리더십을 발휘한다.
  – Hackman & Wagman
- 리더는 희망을 파는 상인이다. – 나폴레옹 보나파르트

간호에 있어서 리더십은 리더 개인의 경험적 과정에 바탕을 두며 실무와 행동 지침으로 적용된다. 오늘날 급격히 변화하는 보건의료 환경 조직의 내 · 외적 변화에 능동적으로 대처하기 위해 간호조직의 지도자들에게는 자신이 속해있는 조직에 필요한 효과적인 리디십 발휘가 필요하다.

어떤 형태의 조직이든 그 성공과 실패의 관건은 그 조직의 구성원들로 하여금 어떻게 조직의 목표 달성에 일사분란하게 기여하고 공헌하도록 영향력을 발휘하는가와 구성원들이 의욕을 가지고 자발적으로 각자의 직무를 효율적으로 수행하면서 높은 성과를 달성해 내는가에 달려 있다.

리더십은 경영관리자의 기능(functions) 가운데 주요부분에 속한다. 경영관리자의 기능은 크게 계획(planning), 조직(organizing), 지휘–통솔(directing), 통제기능(controlling)으로 분류되고 일반적으로 지휘–통솔기능을 리더십과 동일시하는 경향이 있는데, 사실상 동기유발(motivating), 아랫사람의 능력개발 및 권한부여(empowerment), 커뮤니케이션 등과 연관되어 있어서 경영관리자의 기능 전체가 리더십과 관련되어 있음을 알 수 있다.

리더십이 인류역사상 오래된 인간의 관심사로 부각되어 온 이유는 인간이 조직 생활을 하기 때문이다.

리더십(leadership) 또는 리더(leader)라는 단어가 언제부터 쓰여 지기 시작했는지는 불확실하지만 리더십이라는 영어 단어가 생겨나기 전부터 리더십의 개념은 동서양을 막론하고 사람들이 사는 곳에서는 다양한 형태로 존재했었다.

리더라는 말은 지도자, 선도자, 영도자, 통솔자, 이끄미 같은 의미로 사용되고 있으나 단어마다 약간의 차이가 있어 번역하기보다 그대로 리더십으로 사용하고 있다.

리더십의 어원은 '가다(to go)'라는 뜻을 가진 앵글로색슨어의 '리탄(lithan)'에서 나온 말이다. 리탄은 좋은 결과를 얻기 위해 목표를 세워 나아가는 것을 말한다. 좋은 결과란 조직의 경우 생산성, 성장발전, 만족감 등 여러 가지가 있다. 리더십은 이처럼 움직임을 나타내는 동적인 개념인 동시에 보다 적극적인 쪽으로 나아가게 하는 면이 있다. 이것이 리더십의 동태성(dynamics)과 방향성(directiveness)이다.

1) 리더십 개념의 정의

모든 사회현상들처럼 리더십도 보는 관점에 따라 정의가 달라진다.

학자 수만큼이나 많다고 하는 리더십의 정의들을 종합해보면, "조직 구성원들이 조직의 목표 달성을 위하여 기여할 수 있도록 영향력을 행사하는 과정"이라고 정리될 수 있다. 따라서 리더십은 조직목적(Organizational Objectives)과 목표(Goals)를 성취시키는 데 매우 중요한 역할을 함으로써 궁극적으로 조직성과(Organizational Performance)에 영향을 주는 가장 중요한 요소 중의 하나인 것이다.

그래서 리더십에 관한 정의와 관점의 차이는 영향력을 발휘하는 주체 & 대상이 누구인가, 영향력을 발휘하는 목적과 이유가 무엇인가, 영향력을 발휘하는 방법이 어떠한가에 의해 다양하게 표현되어 질 수 있으나 내용은 대동소이하다고 할 수 있다.

다음은 학자들이 제시한 리더십의 개념적 정의이다.

대부분의 학자들은 리더십이란 어떤 주어진 상황 속에서 어떤 목표를 달성하기 위해 인간 또는 집단의 활동에 영향을 미치는 과정으로서, 리더십에 관

H. Koontz & O'Donnell : "사람들로 하여금 공동목표를 달성하는 데 따라 오게끔 영향력을 행사하는 것"

R. M. Stogdill : "목표설정과 목표달성을 지향하도록 집단행동에 영향력을 행사하는 과정"

E.A.Fleishman: "어떤 목표나 목표들의 달성을 지향하도록 의사소통과정을 통해서 개인간에 영향력을 행사하려는 시도"

J. P. Kotter : "리더십이란 바람직한 목표를 성취시키기 위하여 다른 사람들을 동기유발하고 지휘하며 영향력을 행사하는 능력"

A. D. Szilagyi / M. J. Wallace : "리더십이란 목표달성을 위하여 어떤 사람이 다른 사람에게 영향을 미치려고 하는 두 사람 이상 사이의 관계에 관련된 과정이다."

A. G. Bedeian / W. F. Glueck : "리더십이란 조직목적을 달성하기 위한 방향으로 개인 또는 집단의 활동에 영향을 미치는 기법(art)이다."

C. R. Anderson : "리더십은 높은 업적을 달성하도록 타인의 생각과 행동에 영향을 미치는 권력(power)의 사용을 의미한다."

A. J. Dubrin : "리더십이란 사람들이 자발적으로 행동하도록 영향받는다는 조건하에서 바라는 바 목표를 달성하기 위해 그들에게 영향을 미치는 과정이다."

K. Davis / J. W. Newstorm : "리더십이란 다른 사람들이 목표를 향하여 열심히 일하도록 용기를 주고 도와주는 하나의 과정이다."

B. Bass : "리더십은 조직목표를 달성하는 방향으로 타인 또는 집단의 행동에 영향을 미치는 과정이다."

J. R. Schermerhorn et als : "리더십이란 대인적인 영향력을 얻기 위해 권력을 사용하는 과정이다."

S. P. Robbins : "리더십이란 목표달성을 위해 집단에 영향을 미치는 능력이다."

R. M. Hodgetts : "리더십이란 어떤 특정한 목적의 달성으로 사람들의 노력을 지도하기 위해 그들에게 영향을 미치는 과정이다.

P. Selznick : "외부환경과 내부환경을 중심으로 가장 효율적인 조직목적과 사회적 역할을 발견하고, 설정된 조직체의 사명과 목적을 구현시키며, 조직체가 지향하는 가치와 특징을 추구하고, 조직 성원들과 집단들 사이의 갈등을 조정하여 조직의 안정을 기하고 자발적인 상호협조를 극대화시키는 것이다."

R. Tannenbaum / I. R. Weschler / F. Massarik : "리더십이란 한 특정의 목표나 목표들의 달성을 위해서 어떤 상황에서 행사되고 의사소통과정을 통해서 지시된 대인적 영향력이다."

Hersey & Blanchard : "특정상황에서 목표달성을 위해 개인 또는 집단의 재활동에 영향을 주는 과정이 리더십이다."

French(1974) : "일정한 목표달성을 위해 다른 사람들에게 영향을 주는 행위다."

Tannenbaum & Massarik : "일정한 상황 속에서 특정한 목표를 달성하기 위하여 의사소통의 과정을 거쳐서 형성되는 인적 영향력의 행사과정이다."
Terry : "리더십이란 집단목표를 위해 스스로 노력하도록 인간에게 영향력을 행사하는 활동이다."
Koontz & O'Donnel : "공동목표달성에 추종하도록 인간에게 영향을 주는 것이다."

한 이와 같은 정의에서 결론은 리더십 과정이란 리더(leader), 추종자(follower) 및 기타, 다른 상황변인(situational variables)들의 함수관계, 즉 L=f(l, f, s)라는 견해에 일치된다.

2) 리더십 개념의 특성

앞에서 살펴본 여러 학자들의 개념적 정의들을 종합해 보면 리더십의 특성들을 다음과 같이 요약해 볼 수 있다.

(1) 다양한 개념으로 이해되고 있다.

Oxford 사전에 의하면 'leader'라는 단어는 1300년대에 처음으로 등장되었으나 'leadership'이라는 어휘는 1800년까지는 등장되지 않았다고 한다.

V. Bentz라는 학자는 1945년 이전에 발간된 미국의 문헌들을 조사하여 무려 130여종의 정의를 찾아냈다.

다양한 개념들 때문에 'leadership'의 정의에 관한 통일된 절대적인 정의를 찾을 수 없다.

(2) 리더십 개념은 어느 정도의 유사성이 있어서 다음과 같이 나눌 수 있다.

첫째, 특성 · 자질 또는 능력으로서의 리더십,
둘째, 상태 · 유형 또는 행동으로서의 리더십,
셋째, 상호작용 또는 영향활동으로서의 리더십

(3) 기법과 지배성을 강조한 리더 위주의 개념과 부하에 대한 영향력과 리더와 추종자와의 상호성을 강조한 상호작용 위주의 개념으로 구분된다.

(4) 리더십에 대한 여러 학자들의 정의가 거의 공통적으로 포함하고 있는 요소는 ① 리더(Leader), ② 추종자(Follower) 그리고 ③ 상황(Situation)이며, 이와 관련하여 전개되는 ④ 권력에 근거한 영향력(Influence) 등으로 정리할 수 있다.

3) 리더십의 의의와 중요성

- 리더가 된다는 것은 위험을 기꺼이 감수하며, 사람을 기꺼이 사랑하겠다는 의미이다. 아랫사람들에게 당신 가슴의 일부를 주고 있는가?

  – 허버트 H. 험프리

- 직원들이 손을 움직였을 때는 잠재능력의 20~30%를 끌어낼 수 있지만 머리를 움직이는 지식노동자를 양성하면 40~50%의 잠재능력을 발휘하게 되고 마음까지 움직이면 잠재능력의 120%를 끌어내는 것이 가능하다.

  – 전 유한 킴벌리 회장, 문국현

오늘날의 모든 리더는 사회적, 정치적, 경제적, 기술적 변화의 소용돌이 속에서 피할 수 없는 사명에 직면한다. 그리고 우리가 사는 이 세상은 지금 새로운 리더십을 간절히 요구하고 있다.

어떠한 집단이나 조직이든 간에 반드시 달성해야 할 목표가 있기 마련이고 그 목표를 실현해 내기 위해서는 모든 구성원들이 목표달성에 공헌하도록 이끄는 영향력이 발휘되어야 한다. 역사적으로 볼 때 위대한 지도자(리더)는 그가 이끄는 조직(국가나 단체)의 목표를 비전을 가지고 명확히 제시한 다음, 그 목표를 달성하기 위해 조직구성원들이 일사불란하게 기여하도록 영향력을 효과적으로 행사했던 것이다.

훌륭한 리더십은 집단(group)과 조직(organization)의 성공을 가져오고, 나쁜 리더십은 실패를 가져온다고 하였다. G. R. Terry가 조사한 바에 따르면, 미국에서 신설된 100개 회사 중 1/2인 약 50개 회사는 2년 이내에 도산하였고,

5년째까지 살아남은 기업은 최초 100개 회사 중 1/3에 불과했다고 한다. 기업 실패의 대부분의 원인은 비효과적인 리더십(ineffective leadership) 때문이라고 하였다. 그래서 경영학자들은 기업의 가치가 100이라면 CEO 즉 최고경영자의 가치는 99라고 평가하는 것이다. 그러므로 효과적인 리더십의 필요성은 기업조직뿐만 아니라, 정치, 교육, 교회, 군대 기타 모든 형태의 조직에서 나타나는 공통적인 현상이라 할 수 있다.

수많은 리더십에 대한 정의 가운데서 아이젠하워 전 미국 대통령은 리더십을 "당신이 성취하고 싶은 일을 다른 사람이 원해서 하도록 만드는 기술이다."라고 하였다. 리더십은 이룰 수 있는 일이 무엇이냐를 묻는 것이 아니라, 이루어져야 할 일이 무엇인지를 사람들에게 물으며 도전해야 한다. 할 수 있는 일을 하는 게 아니라, 해야 할 일이 무엇인가(미션과 비전)를 제시하고 필요하면 없는 능력이라도 끌어다가 할 수 있도록 격려하고 노력하는 사람, 그런 사람이 리더라 할 수 있다.

"위대한 리더는 타고 날 수도 있지만, 효과적인 리더는 만들어진다(Great leaders maybe born but effective leaders are made.)"는 데 대부분의 학자들이 동의하는 편이다. 그리고 세계적인 경영학의 석학이었던 P. F. Drucker는 "모든 환경에 들어맞는 리더십 역량은 존재하지 않는다."고 하였다. 모든 상황과 시대를 관통하는 리더십 전형은 존재하지 않는다고 보고 있다.

성장 · 발전하는 조직에는 유능한 리더가 있음을 발견하게 된다. 조직의 목표달성을 위해서는 조직이 확보하고 있는 물적 자원, 재무적 자원, 기술적 자원, 정보적 자원, 인적 자원 등을 효과적으로 배분 · 할당하고 재조직하면서 이른바 시너지 효과(synergy effect)를 발휘케 하는 핵심적 주체가 필요하다.

세계사를 보면 한 민족이나 국가를 세계적으로 우뚝 세운 알렉산더 대왕, 징기즈칸, 나폴레옹 등과 같은 탁월한 리더들을 적잖게 발견하게 된다. 스포츠 팀들 가운데서도 감독의 뛰어난 리더십의 발휘로 우승을 일궈내는 경우와 세계적인 우량기업들의 성장배경에도 훌륭한 리더들이 있음을 보게 된다. 작은 규모의 집단에서부터 국가에 이르기까지 그 성패에 있어서 리더의 능력과 역할수행은 매우 중요하다.

4) 리더십 관련 개념

리더십 개념이 변화와 혁신에 초점이 맞춰지면서 리더십과 관련된 유사한 용어의 관점 차이에도 관심이 모아지게 되었다.

〈 3가지 관점 〉

첫째, 관리자 중심론 – 리더십이란 관리자의 여러 역할 중 하나이다.
둘째, 리더 우위론 – 관리자는 현실에 안주하고 리더는 개혁을 주도한다.
셋째, 양자 등위론 – 관리자, 리더 모두 역할이 중요하다.

표 1-1 리더와 관리자의 차이(리더 우위론 관점)

관리자	리더
책임 수행	혁신주도
모방	창조
유지	개발
시스템과 구조에 초점	인간에 초점
통제위주	신뢰에 기초
단기적	장기적
언제, 어떻게에 관심	무엇을, 왜에 관심
수직적 관점	수평적 관점
현상태 수용	현상태에 도전
전통적인 충복	독자적 인간
일을 옳게 함(How)	옳은 일을 함(What)

표 1-2 리더와 관리자의 차이(미국의 World Executive Digest의 관점 – 리더 우위론 관점)

관리자	리더
다른 사람을 관리하고 감독함	다른 사람을 지원하고 격려함
남에게 지시함	남을 안내하고 개발시킴
경쟁분위기 조성	상호협력적인 분위기 조성
직급/직책 활용	관계활용
동질적/획일적인 것 추구	다양성/유용성의 추구

표 1-2	리더와 관리자의 차이(미국의 World Executive Digest의 관점 – 리더 우위론 관점)
관리자	리더
어떻게 할까요? 식의 느린 의사결정 패턴을 보임	이렇게 합시다 식의 신속한 의사결정 패턴 보임
위험 회피	위험 감수
개인별 기여도 평가, 보상함	팀 작업 결과를 평가, 보상함
위에서 하라는 대로 함	스스로 일 처리를 주도함
사람을 비용(Cost)로 여김	사람을 자산(Asset)으로 여김

표 1-3	리더와 관리자의 차이(양자 등위론 관점)
리더의 행위	관리자의 행위
리더십은 영향력 행사의 과정	리더십은 권한 행사의 과정
비전과 방향 설정	계획과 예산
조직원들에게 비전 전파	조직화된 인력 충원
동기부여와 사기 앙양	통제

(1) 지휘(Directing)와 리더의 구분

경영관리자의 기능 가운데 하나인 지휘기능과 리더십은 밀접한 관련이 있으나 표 1-4와 같이 구별되어야 할 측면들이 있다.

표 1-4 리더와 지휘자의 차이

	리더	지휘자
판단태도	과정과 결과를 함께 중시함	결과만 중시함
집단발전	리더와 하위자와의 관계로 발전을 시도함	보스(boss)적인 지배로 존속 · 발전을 시도함
목표설정	구성원의 반응고려 및 참여	조직목적을 일방적으로 중시
복지	집단과 구성원의 복지를 동시에 중시함	집단번영보다 지휘자 개인의 복지를 고려
목적	조직목적과 개인목적의 동시 달성	구성원을 조직목적에 예속시킴
기타	활동	직위

(2) 헤드십(Headship)과 리더십의 구분

E. L. Hartly는 헤드십을 "조직화된 권력의 체제에 의해 유지되며 이는 개인에 의해 통일된 권력으로서 실현된다"고 개념 지으면서 리더십과 구분하고 있다.

책임자가「제도적인 권위」아래 아랫사람들을 통제하며 집단을 공통의 목표로 향하게 하는 것은 당연히 필요한 일이다. 이 공적인 제도상의 권위에만 의존하는 통제를「헤드십(headship)」(우두머리형)이라고 한다. 이를 '직위에 따른 권력(postion power)에 의한 통제'라고도 한다. 그러나「헤드십」만으로는 집단내부에 참된 융합이 생길 수 없다. 지도자가 자신의 입신출세나 자리보존만 생각하고 사명감도 없이 제도상의 권위에만 의존하고 행동한다면 구성원들은 리더를 신뢰하려고 하지 않을 것이다. 표면적으로만 복종하거나 아랫사람들도 이기적인 행동을 취할 뿐 집단의 사기나 향상, 개발의욕은 약해질 뿐이다.

그러나 전체를 위해 생각하는 정도가 강하고 조직의 존립, 번영과 전원의 행복이라는 관점에서 관리행동을 취하는 리더에게는 구성원들이 큰 신뢰감을 느끼게 된다. 집단구성원이 자발적으로 그리고 적극적으로 지지하도록 만드는 지도자가 이룩하는 기능을「리더십」이라고 부르는데,「헤드십」과는 구별되며 인간중시의 철학이 가미된 상태이다.

훌륭한 리더십의 발휘는 아랫사람 개개인을 충분히 이해하고 구성원 상호간의 관계를 이해하며 아랫사람과의 이해와 공감을 깊게 하면서 아랫사람의 능력을 높이고 의욕이나 에너지를 공통의 활동목표로 향하게 하며, 조직(직장)의 목표를 실현시키는 것이 되어야 한다.

표 1-5 리더십과 헤드십의 비교

	리더십	헤드십
권위	하위자들에게 권위를 부여함	처벌 및 제재 등 공포, 권위의 사용
목표	구성원들이 집단목표를 설정	조직의 장이 집단목표를 설정
귀속감	'우리'라는 공동체의식에 귀속됨	'나' 위주의 의식, 공동체의식이 없음
사회성	상하간의 사회적 간격이 없음	상하간의 사회적 간격이 큼
유지	리더에 대한 자발적 지도성의 인정으로 유지함	조직구조상의 전제적 체제로 유지함
	– 아랫사람을 감화시킴 – 목표달성과 아랫사람의 발전을 꾀함 – 아랫사람에게 작업방법 등 지도에 역점 – 자기가 책임을 짐 – 조직경영손실을 발전의 자료로 생각함	– 아랫사람을 강행시킴 – 아랫사람의 희생으로써 목표달성을 꾀함 – 아랫사람에게 위협과 강제로 공포케 함 – 아랫사람에게 책임을 전가함 – 조직 경영손실에 대해 비탄함

리더의 강력한 신념, 즉 목표달성을 향한 강렬한 의욕과 사명감 및 적절한 상황판단과 집단에 대한 대응은 아랫사람에게 따르고자 하는 마음과 새로운 에너지를 만들어 주기도 한다.

(3) 리더와 경영관리자의 구분

리더십은 조직의 경영관리에 있어서 주요한 측면을 차지한다. 조직을 효율적으로 이끄는 능력(leading)은 유능한 경영관리자가 되기 위한 핵심적 요소 가운데 하나이다. 리더는 구조화되지 않은 집단에서도 발견될 수 있지만, 경영관리자는 구조화된 조직에서 리더의 역할을 수행하는 사람이다.

표 1-6 경영관리자(manager)와 리더(leader)의 차이

	경영관리자	리더
목표에 대한 태도	특정인과 무관하고(impersonal) 수동적이고 반응적임	능동적이고 아이디어를 생성하며 개인에 깊숙이 관련함
일에 대한 개념	긴장을 제거하고 타인의 이익을 계산하며 협상과 계약체결을 하고 보상과 처벌을 활용함	신선한 접근방법을 개발하고 작업에서 열의를 창조함
타인과의 관계	사람보다 일을 좋아하며 낮은 수준의 감정몰입을 유지하며 간접적으로 의사소통함	사람과의 강력하고 감정이 담긴 관계를 수립하며 직감적으로 관계하고 사랑과 미움의 강한 감정을 형성함

(4) 리더와 보스의 구분

리더는 자신의 권력을 배경으로 군림하고 지시하고 명령하면서 강압적이고도 강제적으로 아랫사람을 몰아가는 보스(boss)와 구별된다.

표 1-7 리더와 보스의 차이

리더	보스
사람들을 앞에서 이끌고 간다.	뒤에서 몰고 간다.
선의(善意)에 의존한다.	권위에 의존한다.
회초리를 필요로 하지 않는다.	회초리를 필요로 한다.
'우리'라고 말한다.	'나'라고 말한다.
'가자'라고 권한다.	'가라'고 명령한다.

표 1-7 리더와 보스의 차이 (계속)

리더	보스
공개적으로 즐겁게 일한다.	등 뒤에서 일한다.
남의 잘못도 도맡는다.	공을 가로챈다.
남을 믿는다.	남을 믿지 않는다.
희망을 준다. 신념을 심어준다.	겁을 준다.
존경을 모은다.	복종을 요구한다.
자기의 약점에도 불구하고 권위를 얻는다.	자기의 약점에 의해 권위를 유지한다.
자기의 약점을 숨기지 않는다.	자기의 약점을 숨긴다. 권위를 잃을까 두렵기 때문이다.
권위를 쌓는다.	권력을 쌓는다.
타협을 잘하고 대화를 즐긴다.	타협을 모르고 대화를 거부한다.
듣는 귀가 여러 개 있다.	듣기 좋은 말만을 듣는 귀 하나만 가지고 있다.
무엇이 잘못되어 있는가를 알려준다.	누가 잘못하고 있는지를 지적한다.
자기 말에 책임을 진다.	자기 말도 무시한다.
지지자를 만든다.	부하만을 만든다.
후계자의 짐을 덜어 준다.	후계자에게 무거운 짐을 떠넘긴다.

자료 : 양참삼, 인간관계와 갈등관리, 경문사, 1997, p.420

(5) 리더와 상관의 구분

이상의 리더십 관련 유사 개념 외에도 협박과 강제에 의해 사람을 움직이는 드라이버십(drivership), 독재적 방식으로 이끌어가는 딕테이터십(dictatorship), 맡겨진 일에 대해 잘 관리해주는 것을 임무로 여기는 스튜어드십(stewardship)

표 1-8 리더와 상관의 차이(전 보건복지부 장관 김모임의 관점 – 월례 조회 때 – 한국경제,98.9.12.)

리더	상관
부하들을 앞장서서 인도한다.	뒤에서 부리려고만 한다.
잘못에 대해 고쳐준다.	잘못을 꾸짖는다.
신념을 심어주고 신바람을 일으킨다.	공포심을 심어준다.
'우리'라고 말한다.	'나'라고 말한다.
일을 즐겁게 한다.	일을 고역스럽게 한다.
부하를 순종자로 만든다.	부하를 맹종자로 만든다.

등이 있다.

지금까지의 리더십 개념의 이해에서 '관리는 나쁜 것, 리더십은 좋은 것' 하듯이 2분법으로 접근해서는 곤란하다. 적절한 관리행위는 매우 필요하고 리더십을 발휘하여 관리가 감시 감독 없이도 더 잘되도록 하여 필요한 변화를 스스로 주도하여 추진하도록 하는 것도 동시에 중요하다. 그러므로 관리와 리더십을 같은 수준에 놓고 다루어야할 것이다.

이러한 관점에서 관리자와 리더 역할을 동시에 고려한 현실적 행동 대안을 제시하면 다음과 같다.

미래의 리더는 리더의 지위에 국한되지 않는다. 그가 추구하는 목표는 명확하며 이러한 목표를 성취하기 위해 팀을 독려한다. 목표를 성취하기 위해서는 팀의 협조와 동의, 책임의식이 뒤따라야 한다. 그리고 중요한 결정을 내리기 위해서는 리더의 권위를 팀원들이 수용할 수 있도록 하고 각종 자극제를 활용하고, 모범을 보이며, 확고한 판단을 통해 리더십을 발휘한다. 리더는 팀원을 신뢰하고 통제할 수 있는 능력을 가지고 명령을 지시한다. 그는 정확한 방향을 제시하고 모든 팀원들을 이끈다. 팀원들의 의사에 반하는 결정을 내릴지라도 충분한 근거와 설명을 통해 팀원들을 설득시키고 나아갈 방향을 제시한다.

표 1-9 관리자와 리더 역할을 동시에 고려한 현실적 행동 대안

관리자의 역할	리더의 역할	현실적 대안
조직의 질서를 중시한다.	질서를 깨고 변화를 이룩한다.	변화를 강력히 추진하되 보호하고 전승해야 하는 질서는 유지, 발전시킨다.
단기적 안목을 중시한다.	장기적 안목을 견지 한다.	장기적 효과 측면에서 단기적 대안들을 평가한다.
공식적 권한에 의존한다.	비공식 영향력의 행사를 중시 한다	공식적 권한의 행사와 비공식적 영향력을 필요에 따라 적절히 분배하여 활용한다.
객관성유지를 위해 추종자와 거리를 유지한다.	추종자들과 감성적 유대를 발전시킨다.	감성적 유대를 강화하되 원칙은 분명히 한다. (不可近 不可遠, 불가근 불가원)
정책을 실행하고 절차의 준수에 힘쓴다.	공유된 가치를 중심으로 경쟁력 있는 문화를 창출한다.	문화적 가치 차원에서 정책의 실행과 절차의 준수가 주는 의미를 평가, 공유하고 그 가치를 향상시킨다.

팀원들은 리더와 동일한 확신과 신념을 가지고 그의 권한과 통제 및 리더십을 수용하므로 이 모든 일이 가능한 것이다.

경영학자 Warren G. Bennis(Professor at USC)는 그의 저서 On Becoming a Leader(1989)에서 관리자와 리더의 근본적인 차이점을 다음과 같이 12가지로 열거하였다.

1. 관리자는 관리를 하지만, 리더는 혁신을 한다.
2. 관리자는 비슷한 유형으로 나타나지만, 리더는 독창적 유형으로 나타난다.
3. 관리자는 유지하지만, 리더는 개발한다.
4. 관리자는 시스템과 구조에 초점을 두지만, 리더는 사람들에게 초점을 둔다.
5. 관리자는 통제에 의존하지만, 리더는 신뢰를 고취시킨다.
6. 관리자는 짧은 시각을 가지지만, 리더는 긴 전망을 갖는다.
7. 관리자는 '언제, 어떻게'를 묻지만, 리더는 '무엇, 왜'를 묻는다.
8. 관리자는 수직적이지만, 리더는 수평적이다.
9. 관리자는 모방되지만, 리더는 독창적으로 나타난다.
10. 관리자는 현상을 유지하려 하지만, 리더는 그것에 도전한다.
11. 관리자는 전형적으로 좋은 병사이지만, 리더는 솔선수범으로 일하는 사람이다.
12. 관리자는 주어진 일들을 잘 하지만, 리더는 옳은 일을 한다.

In the 'On Becoming a Leader(1989)' volume Bennis listed the following differences:

1. The manager administers; the leader innovates.
2. The manager is a copy; the leader is an original.
3. The manager maintains; the leader develops.
4. The manager focuses on systems and structure; the leader focuses on people.
5. The manager relies on control; the leader inspires trust.
6. The manager has a short-range view; the leader has a long-range perspective
7. The manager asks how and when; the leader asks what and why.
8. The manager has his or her eye always on the bottom line; the leader's eye is on the horizon.
9. The manager imitates; the leader originates.
10. The manager accepts the status quo; the leader challenges it.
11. The manager is the classic good soldier; the leader is his or her own person.
12. The manager does things right; the leader does the right thing.

그런데 'Organization Theory and Design(South-Western College Pub; 11 edition, 2012)'의 저자 Richard L. Daft는 위에 열거된 12가지 차이점을 지휘 통솔, 조정, 관계성, 개인적 자질 그리고 성과 등의 다섯 가지 관점에서 그 차이를 들여다보면서 여덟 가지를 덧붙이고 있다.

13. 관리자는 기획을 하고 예산을 짜지만, 리더는 비전과 전략을 창안해낸다.(지휘통솔)
14. 관리자는 일반적으로 지휘통솔하고 통제하지만, 리더는 다른 사람들이 성장하도록 여지를 제공해주고, 그러한 과정에서 그들을 변화하도록 도와준다.(조정)
15. 관리자는 벽과 경계를 만들지만, 리더는 그것들을 해소시키려 한다.(관계성)
16. 관리자의 사람들과의 관계성은 직위와 권력에 기초하지만, 리더의 관계성과 영향력은 개인적 권력에 근거한다.(관계성)
17. 관리자는 보스(두목)처럼 행동하지만, 리더는 코치, 조력자, 머슴처럼 행동한다.(관계성)
18. 관리자는 자신의 감정을 드러내고 감정적 거리감, 전문가적 생각, 말로 설명하기, 규칙의 준수, 조직 내부를 철저히 들여다보기 등에 초점을 맞추지만, 리더는 감정적 유대감, 열린 마음, 경청, 규칙이나 관습에 얽매이지 않음, 인간적 통찰 등에 초점을 맞춘다.(개인적 자질)
19. 관리자는 안전성을 유지하지만, 리더는 변화를 창조한다.(성과)
20. 관리자는 능률의 문화를 창조하려지만, 리더는 통합조정의 문화를 창조하려 한다.(성과)

※ 20 Differences Between Management & Leadership

Above-quoted Richard Daft looked at the differences between management and leadership from 5 different angles: (i)that of direction, (ii)alignment, (iii)relationships, (iv)personal qualities, and (v)outcomes. From characteristics that have not been mentioned by Bennis, Daft* listed:

13. The manager plans and budgets; the leader creates vision and strategy [direction]
14. The manager is generally directing and controlling; the leader allows room for others to grow, and change him/her in the process [alignment]
15. The manager creates boundaries; the leader reduces them [alignment]
16. The manager's relationship with people is based on position power; the leader's relationship and influence is based on personal power [relationships]
17. The manager acts as boss; the leader acts as coach, facilitator, and servant [relationships]

18. The manager exhibits and focuses on (a)emotional distance, (b)expert mind, (c)talking, (d)conformity, and (e)insight into organization; the leader: (a)emotional connectedness, (b)open mind, (c)listening, (d)nonconformity, and (e)insight into self [personal qualities]
19. The manager maintains stability; the leader creates change [outcome]
20. The manager creates a culture of efficiency; the leader creates a culture of integrity [outcome]

2. 리더십 이론

오늘날처럼 시대가 다각화, 다변화 되는 상황에서 리더는 환경적 상황이나 조직과 구성원의 성숙단계, 일의 특성 등 요구되는 역할에 따라 그에 상응하는 최적의 리더로서 리더십을 발휘해야 할 것이다.

리더십은 가치중립적 개념으로 어느 나라 사람이건 리더로서 표본이 될 수 있는 인물이라면 배우고 따를 수 있다.

다양한 리더십 이론에 대한 이해는 간호 관리자들이 주어진 상황을 파악하고 가장 적절한 리더십을 선택 적용함으로써 효과적이고 효율적인 조직으로 갈 수 있도록 할 것이다.

1) 리더십 이론의 발전 과정

리더십은 인류의 역사와 더불어 발전해왔으나 체계적이고 과학적인 연구가 시작된 것은 20세기 이후 부터이다. 연구초기에는 리더의 유효성을 발생시키는 제요인들에 초점을 맞췄으나 리더가 구성원들을 어떻게 고무시키고 변화시켰는가에 대한 관심이 높아지면서 새로운 형태의 리더십이 출현하고 있다.

◉ 리더십 이론의 시대적 변천

리더십의 정의가 시대별로 어떻게 변화해왔나를 살펴보면 리더십 개념의 변화는 리더십 관점에 대한 변천과 일치함을 알 수 있을 것이다.

표 1-10 리더십 정의의 시대적 변천

연대	강조점	대표적정의
1900~1929	통제, 권력행사, 복종, 충성	리더십이란 리더의 의지를 추종자들에게 각인시켜 복종, 존경, 충성, 협력 등을 이끌어내는 능력
1930	성격, 개인 특성, 전인 (great man)	한 사람의 특성과 다른 한 사람의 특성이 상호작용한 결과로 다른 사람의 행동양식이 바뀌게 되는 것
1940	집단, 설득, 자발성	설득과 모범을 통해서 일단 사람들이 일정한 행동을 따르도록 영향력을 행사하는 기술
1950	관계, 행동, 효과성	집단의 활동을 공유된 목표로 이끌어가는 개인의 행동
1960	공동목표, 행동패턴, 구조화	공동의 목표를 달성하기 위하여 다른 사람들의 행동에 영향을 미치는 것
1970	의사결정스타일, 상호영향(교환, 거래) 귀인(인상 형성, attribution)	리더와 추종자 사이에 지속적인 거래를 포함하는 영향력 행사의 과정
1980	카리스마(강한 의지, 비전) 변하주도, 조직목표(전략)성취	자기 자신의 비전이나 이슈실현을 목적으로 메시지를 분명히 하고 거래적 수단을 통해서 다른 사람의 지원을 확보하여 결과를 산출하는 것
1990	혁신, 자아, 추종자	리더십이란 다른 사람(추종자)들이 스스로를 효과적으로 이끌도록 영향을 미치는 과정
2000년대	신뢰, 가치, 시스템, 네트워크	조직의 인적 자본과 사회적 자본의 증진을 통해 집단 지능을 향상 시켜 조직의 적응력을 극대화하는 행위

초기 1900~1929년의 리더십은 군이 주도하여 군이라는 특수상황에서의 도출된 개념이었고 이후 리더십 개념은 개인 특성으로 초점이 바뀌다가 점차 리더의 행동, 목표, 참여, 변화, 자아, 시스템 등으로 변화되어간다.

2) 리더십 이론 연구에 관한 접근방법

리더십 연구에 관한 접근방법도 학자들에 따라 다양한 편이나 특성론적 리더십, 행동론적 리더십, 상황적합적 리더십, 3가지로 구분하여 살펴보고자 한다.

(1) 특성론적 리더십 이론

가) 리더의 특성요인

리더의 특성 및 속성(traits and attribution) 이론은 위인론(great man theory) 또는 자질론으로 불리기도 하는데, 1920~1950년대에 미국에서 그 연구가 활발하였다. 유럽에서는 미국보다 훨씬 전에 「영웅들이 가지고 있는 독특한 특성(the unique qualities of heroes)」에 대한 연구가 있었는데, 이 같은 영웅들의 독특한 특성이 무엇인가에 대한 관심이 심리학에 의해 성공적인 리더의 성격 특성 및 속성의 측정방법이 개발됨에 따라 「영웅의 특성」에 대한 관심이 리더십 특성의 연구로 바뀌게 된 것이다.

초기 리더십 특성연구에서 가장 빈번하게 연구되었던 특성들은 다음과 같다.

표 1-11 리더의 중요 특성 분류

구분	내용
신체적 특성	나이, 외모, 키, 체중, 정력
사회적 배경	교육수준, 기동성, 사회적 지위, 가정배경
지능	지능, 능력, 판단력, 결단력, 지식, 언어의 유창성, 독창성, 통찰력, 설득력
성격	독립심, 정서적 안정, 지배력, 자신감, 적극성, 공격성, 성실성, 민감성
과업 수행 능력	성취욕구, 책임욕구, 과업지향성, 지구력
사회적(사교적) 특성	인간적 매력, 감독능력, 협동성, 사교성, 대인관계의 기술

나) 특성론의 한계(비판)

리더의 특성에 관한 연구결과들은 「성공적인 리더가 되기 위해서는 어떤 특정한 특성을 가지고 있어야 한다」는 전제가 성립될 수 없음을 확인하였다. 이들 특성이 일반적인 리더십 현상과 관련되기는 하지만 모든 리더에게 공통적이며 불가결한 특성이라고 주장할 근거는 거의 없다는 것이다. 더 나아가서 이들 특성을 모두 구비하거나 구비할 수 있는 리더도 없을뿐더러, 이들 특성 가운데서 특정한 조직의 특정한 리더가 갖추어야 할 우선적인 가치가 있는 것들이 있는가에 관해서는 아직 일치된 주장이나 이론적 배경이 없다.

그럼에도 불구하고 훌륭한 리더나 경영관리자가 갖추어야 할 특성이나 자질을 밝혀내려는 학자들의 연구는 계속되고 있다.

A. J. DuBrin은 중요한 특성들로 (1) 지능수준, (2) 상황에 대한 감수성, (3) 효과적인 작업습관, (4) 솔선수범하는 정신, (5) 자신감, (6) 개성, (7) 열정, (8) 높은 윤리적 기준과 정직성, (9) 융통성, (10) 비전을 제시한다.

G. Yukl은 성공적인 리더십에 필요한 특성들은 다음 표와 같이 제시하고 있다.

표 1-12　리더의 효과에 공통적으로 관련된 특성과 기능

특성	기능
상황에의 적응, 사회적 환경에의 경계심, 야망과 성취지향성, 공격적임, 협동적임, 단호함, 의존적임, 타인에의 영향을 바라보는 지배적임, 매우 열정적임, 지구력 있음, 자신감, 스트레스에 대한 인내력, 책임감.	현명함(지능), 개념적 기능, 창의적임, 외교적이고 기교 있음, 언변이 좋음, 집단과업에 대한 지식, 조직적인 능력, 설득력 있음, 사회적 기능

이처럼 특성론이 많은 논자들에 의해 여러 가지 관점에서 비판받고 있음에도 특성에 관한 연구가 아직도 진행되고 있음은 무엇보다도 이 같은 기본적인 요인을 갖고 있는 사람은 추종자(follower)와 상황을 고려함 없이도 성공적인 리더가 될 가능성이 높기 때문일 것이다.

(2) 행동론적 리더십 이론

가) 행동론의 전개

특성론적 리더십론의 문제점과 한계사항 때문에 50년대 초에 등장된 접근방법이 행동론적 리더십론이다.

특성론적 접근방법이 리더 개인을 등장시켜 "리더는 어떤 속성을 지닌 사람인가(what is a leader)?"에 관해 논의함으로써 리더의 성격과 특성에 관심을 두었다면, 이 행동론적 접근방법은 "리더는 무엇을 하는가(what does a leader)?" 하는 물음으로 리더의 행동과 리더의 효과에 초점을 두고 효과를 결정하는 것은 리더 개인의 특성이 아니라 추종자(follower)를 향한 리더의 행동이라는 것이다. 따라서 리더십이 리더의 행동 및 그것과 추종자 집단간의 상호영향작용에 관한 연구에서 리더의 행동과 추종자의 반응에 주력한다. 이들 두 접근방법의 차이를 다음과 같은 두 가지 측면에서 논하고 있다.

첫째로, 특성이론이 리더 개인의 특성에 초점을 둔 데 반해, 행동론은 실제적인 리더의 행동에 초점을 둔다.

둘째로, 대부분의 특성론적 연구가 리더와 비리더를 구분하려는 데 초점을 두었으나, 행동론적 연구는 팔로워와 리더의 여러 가지 특정한 행동이 추종자들의 업적과 만족에 어떠한 영향을 미치는가를 알기를 원하는 연구에 초점을 두었다.

나) 행동론적 리더십 이론의 구분

리더십의 행동론적 접근방법은 논자들의 관점에 따라 여러 가지로 구분될 수 있다. R. B. Dunham은 그것이 보편론적인 접근(universal approach)을 하는가 아니면 상황에 따른 환경론적인 접근을 하는가에 따라 각각 보편론적 행동론(universal leadership behaviors)과 상황 적합론적 행동론(situational contingent leadership behaviors)으로 구분하여 전자에는 오하이오대학의 연구를 그리고 후자에는 경로-목표이론을 가장 대표적인 것으로 포함시켜 논하고 있다.

다) 행동론과 유형론

리더십 연구의 행동론적 접근방법은 자연적으로 추종자(아랫사람)를 이끄는 리더의 개성적인 방법에 기반한 리더십 유형을 논하게 된다.

리더십을 몇 개의 어떤 유형으로 구분할 것인가는 어떤 관점 내지 입장인가에 의해 결정된다. 따라서 유형구분은 얼마든지 다른 형태로 많아질 수 있으므로 유형구분의 수가 많다는 사실을 문제시할 필요는 없다.

(가) 리더의 역할에 따른 분류

① 조직가
② 행동가
③ 이론가 내지 정책입안자
④ 정책의 최종결정자
⑤ 정책 집행자(행정가 및 전문가)
⑥ 외적인 집단의 대표 내지 내적인 책임의 대리(속죄양)
⑦ 중재자 내지는 집단의 상징적 모범자
⑧ 선전, 선동, 웅변가
⑨ 상벌 결정자 내지는 내적 관계의 통제자(감독)

(나) 지도방식에 따른 분류

지도방식에 따른 분류란 리더가 어떻게 리더십을 행사하고 있느냐에 따른 구별이다. 이러한 기준에 의하면 리더란 자유방임적 리더와 권위주의적 리더 그리고 민주주의적 리더로 분류되는데 그 각각의 특징은 다음과 같다.

① 자유방임적 리더의 특징

a. 명목상의 감투만 유지한 채 실질적으로 또한 적극적으로 지도력을 행사하지 않는다.
b. 구성원들에게 적극적인 영향력을 발휘하려고 나서면 심한 반발과 불신 및 조롱에 부딪혀 좌절감을 맛보기가 쉽다.
c. 무사안일주의에 빠지기 쉽다.
d. 모든 일은 구성원의 역량과 의사에 의해서 결정될 수 있다는 장점도 있다.

② 권위주의적 리더의 특징

a. 제멋대로 독단적인 권력을 행사하며 일반적인 명령과 지시를 즐기고 일일이 개입하고 간섭한다.
b. 자신이 설정한 기준에 따라 구성원의 업적을 평가하고 모든 일의 결정에 있어서도 집단의 구성원과는 진지하게 협의하지 않는다.
c. 지식과 권위는 물론 권력과 금력을 비롯한 모든 물질적 수단도 독점하고 있다.

③ 민주주의적 리더의 특징

a. 집단의 목표와 전체적인 방향만을 제시할 뿐, 그 결정은 토론을 거친 상호 합의 내지 다수결에 의한다.
b. 새로운 목표를 제기할 때도 그 정당성과 필요성에 대해서 구성원들을 설득할 뿐, 강제적인 조처를 취하지 않는다.
c. 구성원들의 자발적인 참여를 유도하며, 각자에게 알맞은 역할을 분담해 준다.
d. 이 과정에서 구성원들은 상당한 자율권을 행사하며 또한 각자의 잠재능력을 개발할 수 있다.
e. 집단을 목표 내지 그 실현방법에 대해서는 구성원들이 잘 알고 있으나

서로의 감정적인 융화가 곤란한 경우 민주주의적 리더가 요청된다.

라) 오하이오(Ohio)대학의 행동론

오늘날의 리더십 이론과 리더십 훈련계획을 연결해 주는 사고방식의 근원이 되는 연구는 관리기능을 중심으로 한 오하이오대학의 연구이다. 이 연구는 1940년대 후반에 시작되어 가장 포괄적이고 널리 알려진 리더 행동의 독립적인 차원(independent dimension)을 찾으려 했다. 이 연구의 전반적인 목적은 리더 행동의 결정요인을 조사하고 리더십 유형이 작업집단의 업적과 만족에 미치는 효과를 알아내려는 데 있었다.

이 연구는 최초에 1,000개가 넘는 차원을 제시하고 서로 분리된 두 개의 조사용구, 즉 리더행동기술질문서(leader behavior description questionnaire: LBDQ)와 리더십 의견질문서(leadership opinion questionnaire: LOQ)를 사용하여 ① 배려(consideration) ② 감수성(sensitivity) ③ 생산중시(production emphasis) 및 ④ 구조화(구조주도, 조직화, initiating structure) 등의 네 개의 차원을 갖고 이들 중에서 리더십 행동의 85%를 설명할 수 있는 ①과 ④라는 두 개의 차원을 찾아내게 되었다.

기본적으로 가장 중요한 리더십 행동으로 나타난 독립변수인 이들 두 개의 리더십 차원이 의미하는 바는 다음과 같다.

- **구조화(구조주도)** : 이는 리더가 특정한 과업의 할당, 절차의 구체화, 작업의 계획 및 아랫사람에 대한 작업 활동상의 기대 등을 통하여 부하에게 행동의 전반을 구조적으로 정형화하는 정도를 기술하는 개념이다. 이는 목표달성을 위해 리더가 자신과 부하들의 역할을 정하고 구조화하기 원하는 정도를 의미하는 개념으로 작업에 관련된 여러 관계 및 목표의 조직화를 시도하는 행동을 포함한다. 이는 과업지향적 리더십 유형과 유사하다.
- **배려** : 이는 리더가 상호신뢰, 부하의 생각에 대한 존중 및 따뜻한 분위기로 특징지어지는 직무관계를 갖고자 하는 정도에 관련된 개념이다. 이는, 신뢰, 상호존경, 우애, 지원 및 종업원의 복지에 대한 관심 등을 포함하는 리더의 행동을 의미하는 개념으로서 종업원지향적 리더십 유형을 강조함이다.

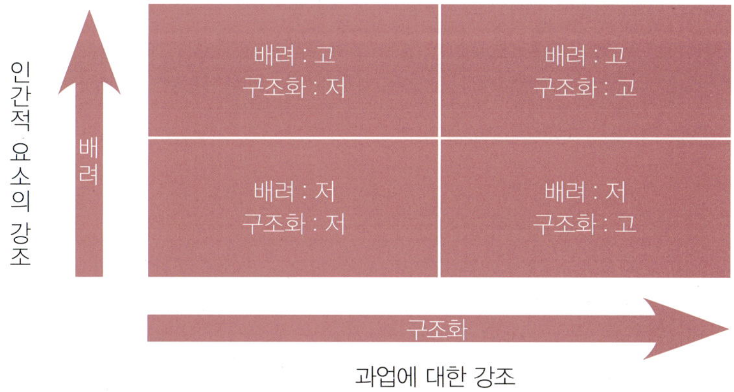

그림 1-1　오하이오대학의 리더 행동유형

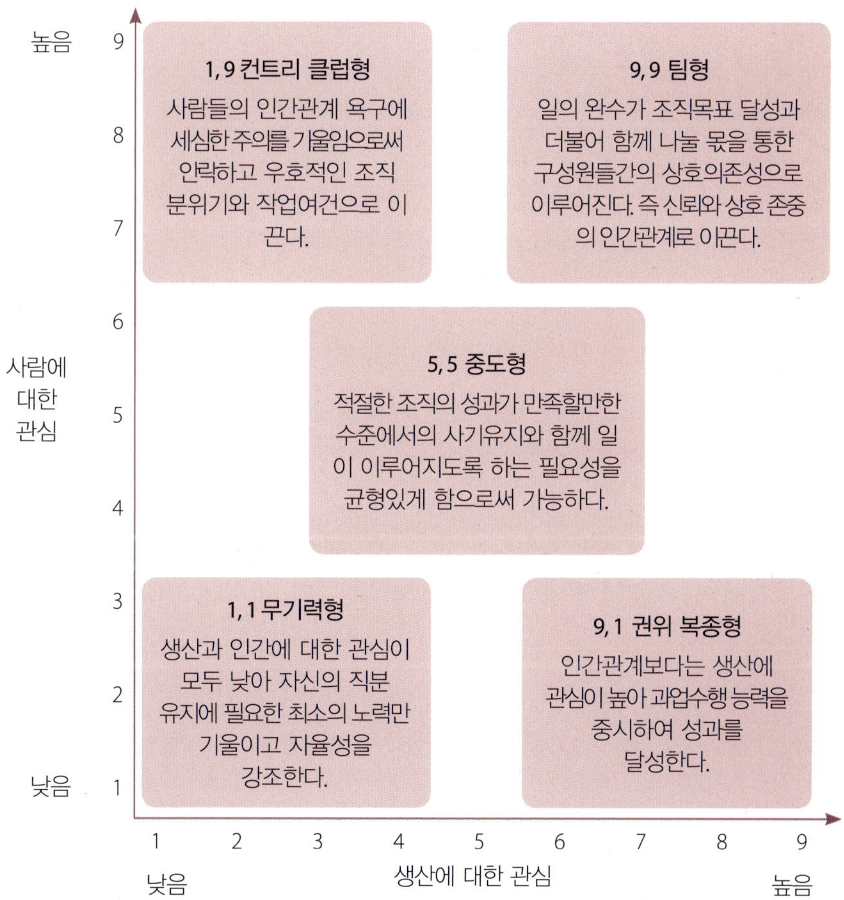

그림 1-2　리더십 격자

자료 : Robert R. Blake and Anne Adams Mc Canse, Leadership Dilemmas—Grid Solutions, Houston : Gulf, 1991, p.29.

이 연구의 특징은 무엇보다도 이들 두 개의 개념(차원)을 하나의 연속선상에서 보지 않고 서로 다른 두 개의 차원으로 보았다는 데 있다. 다시 말하면, 모든 리더십 행동에서 이들 두 차원을 각각 축으로 하여 조합으로 나타난 네 개의 범주 속에 포함시키고 있다.

마) Blake와 Mouton의 관리격자 모형

R. R. Blake & J. S. Mouton은 오하이오대학의 연구결과를 바탕으로 가장 효과적인 리더의 행동을 밝혀내고자 하였다. 이들은 '사람에 대한 관심(concern for people)'과 '생산에 대한 관심(concern for production)'을 두 축으로 하여 1에서 9까지 등급을 매긴 바둑판 형태의 관리격자(managerial grid) 모형을 고안해 내었다. 가로와 세로 축이 각각 9등급으로 나뉘어져 있으므로 이론적으로는 81개의 리더십 유형이 제시될 수 있으나 이들 가운데 가장 대표적인 유형의 리더십은 그림에서 보는 바와 같이 무기력형, 컨트리 클럽형, 중도형, 권위 복종형, 팀형의 다섯 가지이다.

(가) 무기력형(impoverished / 1,1형) : 무관심형

이러한 유형의 리더는 사람과 생산업적에 대한 관심이 모두 최소인 무기력형이다. 이런 리더는 문제가 되는 일을 무관심하게 방치한 상태에서 기본적인 것만을 강조하고, 단순히 윗사람의 지시를 수동적으로 받아들여 소극적인 자세로 직무를 수행하려고 한다.

(나) 사교형(country club / 1,9형) : 인기형, 컨트리 클럽형

생산실적에 대한 관심은 최소이고 사람에 대한 관심은 최대인 사람들과의 원만한 인간관계를 중시하는 사교형이다. 이러한 리더는 아랫사람들이나 종업원들에게 안전하고 즐거운 직무환경을 제공하려고 노력하지만, 업무수행에 있어서는 단지 주어진 지시사항만을 그대로 이행하는 모습을 보인다.

(다) 과업중시형(authority-obedience / 9,1형) : 과업형, 권위 복종형

(9,1)형의 리더는 생산실적에 관한 관심은 최대이지만 사람에 대한 관심은 최소인 과업중시형이다. 그러므로 이러한 유형의 리더는 목표달성을 위해 매우 전제적이고 자신의 진두지휘에 복종하기를 원한다.

(라) 팀 구축형(team / 9,9형) : 팀형

이 유형의 리더는 생산실적에 관한 관심과 사람에 대한 관심이 모두 높은 경우이다. 그러므로 이러한 리더는 조직의 목표달성과 조직구성원 개인의 목표인 욕구충족을 조화롭게 실현시킬 수 있는 가장 이상적인 리더이다.

(마) 중도형(middle-of-the road / 5,5형) : 중용형

(5,5)형의 리더는 사람과 생산실적에 관하여 각각 중간 정도의 관심을 갖는 경우이다. 이러한 리더는 조직의 목표와 조직구성원 개인의 목표 사이에 균형을 이루게 하려고 노력하는 편이나 결과는 최소도 최고도 아닌 중간 수준에 그친다.

관리격자 모형은 경영관리자들로 하여금 자신의 리더십이 어느 유형에 해당되는지를 점검케 해 줄 뿐만 아니라, 가장 이상적인 (9,9)형에 도달하기 위해서 어느 측면을 보강하도록 노력해야 하는지를 파악할 수 있게 해주므로 리더십 개발프로그램에 폭 넓게 활용되고 있다.

(3) 상황적합적 리더십 이론

가) 상황적합적 리더십 이론의 전개

위에 비교적 추상적인 방법으로 리더의 '이상적인 유형(ideal type of leader)', 다시 말하면 어떤 상황 하에서도 가장 적합하고 효과적인, 그래서 언제나 바람직한 유일 최선의 리더십 행동(유형)을 찾으려고 한 여러 개의 행동론이 여러 가지 한계점과 문제점에 직면하여 상황적합적 리더십론으로 연구의 초점을 옮기기 시작했다.

상황적합적 리더십론은 그 이전 단계인 행동론적 리더십론이 보편적(universal)인 유일 최선의 리더십 행동을 찾으려는 노력에서 행동유형을 제시한 것과는 달리 리더십은 상황에 따라 달라질수 있다는 주장 하에서 상황(situation)을 중시하는 리더십 이론이다.

리더십 연구에서 R. M. Stogdill이 1948년에 처음으로 "리더십 연구에 알맞은 분석은 리더에 관한 연구(리더의 특성과 행동) 뿐만 아니라 리더십이 발휘되는 상황에 관한 연구라는 사실이 점차 분명해지고 있다"고 함으로써 리더십에 대한 상황적합적 접근방법이 시도되었고, 상황적 요소들을 중시하는 이 접근방법은 점차 많은 논자들의 지지를 받으면서 체계화되기 시작하여 오늘날 리더십 연구에서 가장 지배적인 것이 되고 있다.

나) 하우스의 경로–목표 리더십 이론(path–goal leadership model)

R. House가 제시한 경로–목표이론은 리더는 아랫사람이 얻고자 하는 기대를 높여주고 그 목표를 향한 경로를 열어주거나 그 경로를 보다 용이하게 해줄 필요가 있다는 것이다. 그는 리더의 기능을 아랫사람의 경로–목표관계를 명백히 해주는 기능과 경로–목표관계를 촉진시켜 주는 기능, 두 가지로 보았다. 그는 이 기능에 따라 리더십을 지시적 리더십(directive leadership), 지원적 리더십(supportive leadership), 성취지향적 리더십(achievement–oriented leadership), 참여적 리더십(participative leadership) 등 네 가지로 나누었다.

House는 리더가 목표를 향한 경로를 열어줌에 있어서 구성원의 특성과 과업 환경요소를 중요시하였다. 구성원의 특성으로는 구성원의 능력, 경험, 통제의 폭(locus of control)을 들었다. 여기서 통제의 폭이란 아랫사람이 통제 범위가 자신에게 있다고 믿는 경우(내재적 성향) 참여적 리더십을 선호하며, 통제범위가 외부에 있다고 믿는 경우(외재적 성향) 지시적 리더십을 선호한다는

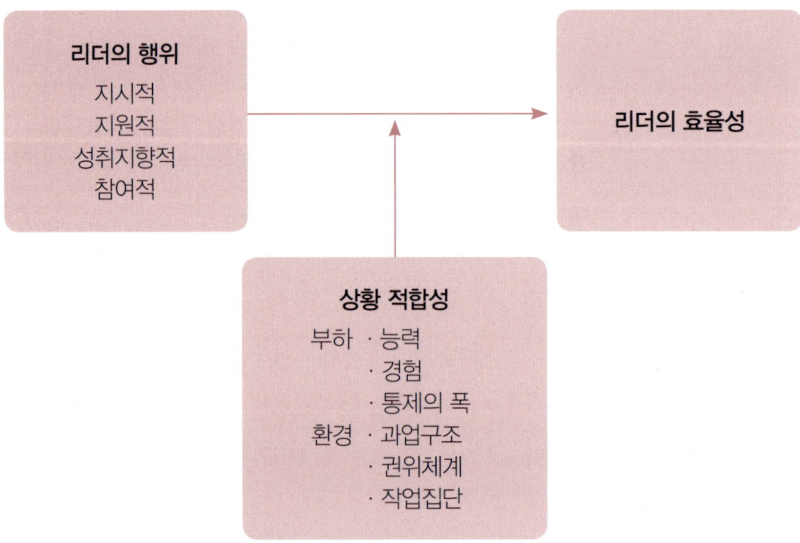

그림 1-3 **경로–목표 리더십 이론(House's Path–goal Leadership Theory)에 있어서 상황적합적 관련성**

것이다. 그는 또한 과업 환경요소로 아랫사람의 과업 구조, 조직적 요소인 권위 체계, 작업 집단의 성격을 들었다.

다) Fiedler의 상황 적합적 리더십 모형(리더십 상황 모델, contingency model of leadership)

Fiedler에 의해 개발된 초기의 상황적합 이론은 세 가지 요인에 따라 여덟 가지 상황을 설정하고 각 상황별로 적합한 리더십 유형을 제시하였다. Fiedler가 제시한 세 가지 요인들 중에서 그 첫 번째는 리더와 구성원간의 관계(leader-member relation)로 종업원들이 리더를 얼마나 지원하고 있는가를 나타낸다. 두 번째 요인은 종업원들에게 맡겨진 일이 얼마나 구조화(task structure)되어 있는가를 나타내는 것으로 업무의 목표나 처리절차 등이 구체적으로 규

리더-구성원 관계	좋음	좋음	좋음	좋음	나쁨	나쁨	나쁨	나쁨
과업구조화	높음	높음	낮음	낮음	높음	높음	낮음	낮음
직위권력	강함	약함	강함	약함	강함	약함	강함	약함
상황적 통제	매우 높음							매우 낮음
상황(LPC)	1	2	3	4	5	6	7	8
선호하는 리더십 유형	T	T	T	R	R	R	T	T
T(Task) : 과업지향적 유형 R(Relation ship) : 관계지향적 유형								

그림 1-4 Fiedler의 상황적합적 리더십 모형

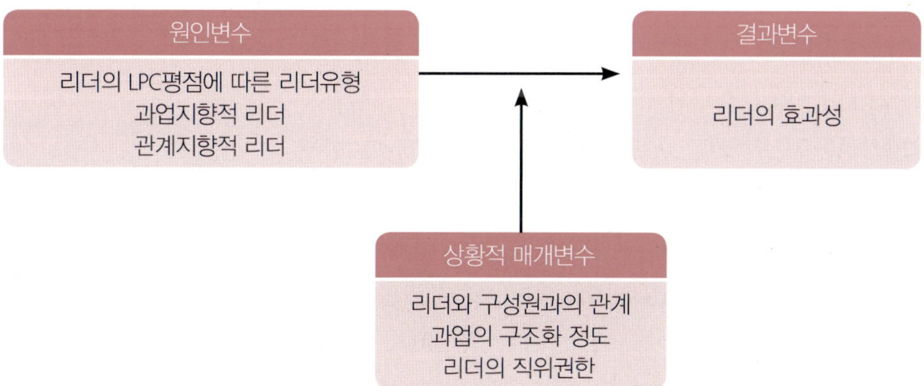

그림 1-5 피들러의 상황모형에 있어서의 변수관계

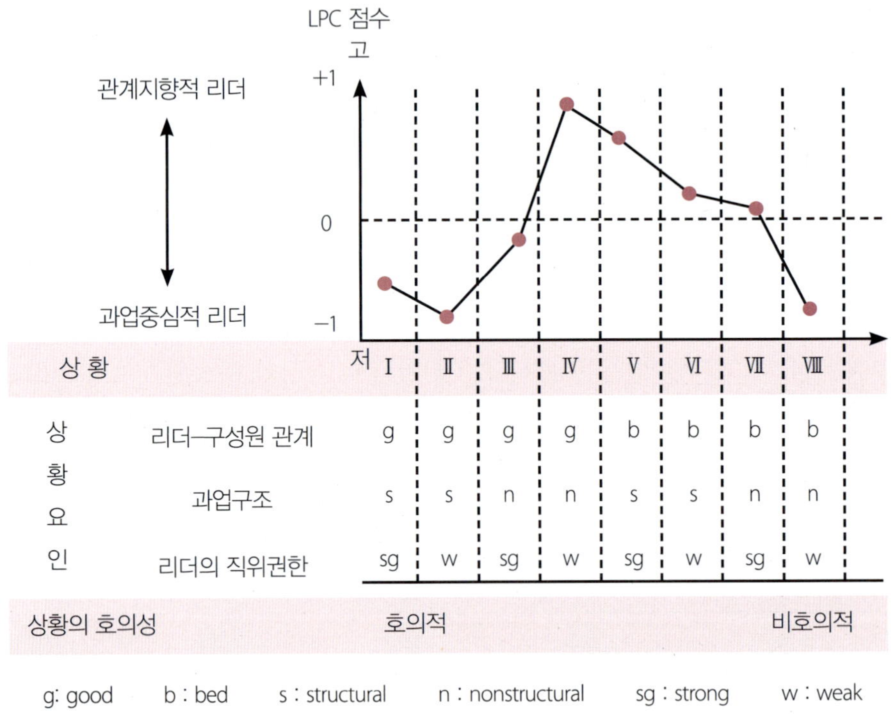

그림 1-6 피들러의 모델

정돼 있을수록 구조화되어 있다고 보는 것이다. 세 번째 요인은 리더의 직위에 부여된 권력(leader position power)으로 종업원들에게 보상을 주거나 처벌을 할 수 있는 재량권을 나타내는 것이다.

Fiedler는 이러한 세 가지 요인들을 결합하여 여덟 가지 상황으로 구분하고 각각의 상황에 따라 과업지향적 리더십이 유리한지, 인간관계 지향적 리더십이 유리한지를 밝히고자 하였다.

라) 허시와 블랜차드의 상황 대응적 리더십 이론(situational leadership theory)

허시와 블랜차드는 리더십은 지도자, 추종자, 그리고 상황과 함수관계가 있다고 하며, 리더십에 관한 이와 같은 정의에서 필연적으로 나오는 결론은 리더십 과정이란 리더(leader), 추종자(follower) 및 기타, 다른 상황변인(situational variables)들의 함수관계, L=f(l, f, s)라는 것이다.

허시와 블랜차드에 의해 발표된 상황적 리더십 이론(situational leadership theory)은 오하이오대학의 리더십 행동 이론을 기초로 과업행동(구조주도)과

관계행동(배려)의 두 차원에 따라 리더십 유형을 네 가지(S1~S4)로 분류하고, 각 상황에 따라 그 상황에 적합한 리더십 유형을 선택해야 한다는 것이다. 이들은 상황변수로 구성원의 성숙도를 이용하였으며, 리더와 구성원 관계에서 리더는 구성원들이 성숙해짐에 따라 점진적으로 구성원에게 권한을 넘겨줘야 하며 구성원들의 성숙단계에 따라 자신의 리더십 스타일은 바꿔야 한다고 본다. 이 이론에서 성숙도는 구성원들의 과업에 대한 능력과 동기를 뜻하며, 낮은 성숙도(M1)에서부터 높은 성숙도(M4)까지 4단계로 성숙도 수준을 구분하였다.

(가) 리더십 유형

① **지시적**(telling) **리더**(S1)

리더는 과업지향성은 높지만 관계지향성은 낮아 구성원에게 기준을 제시하고 지도하며, 일방적인 의사소통과 리더 중심의 의사결정을 하는 유형

② **설득적**(selling) **리더**(S2)

리더는 과업지향성과 관계지향성이 모두 높아 구성원에게 결정사항을 설명하고 그들의 의견을 제시할 기회를 제공하는 등 쌍방적 의사소통을 하며 집단의사결정을 지향하는 유형

③ **참여적**(participating) **리더**(S3)

리더는 과업지향성은 낮지만 관계지향성은 높아 구성원들과의 인간관계를 중시하고 아이디어를 공유하며 의사결정과정에 많이 참여하게 하는 유형

④ **위임적**(delegating) **리더**(S4)

리더는 과업지향성과 관계지향성이 모두 낮아 의사결정과 과업수행에 대한 책임을 구성원들에게 위임하여 구성원들 스스로 자기 통제하에 자율적으로 과업을 수행하도록 하는 유형

(나) 상황변수: 구성원의 성숙도(maturity)

- M_1: 구성원들의 성취동기가 낮고 자신감과 능력이 부족한 단계 – 동기(약), 능력(무)
- M_2: 구성원들이 어느 정도 자신감과 동기는 갖고 있으나 능력이 부족한 단계 – 동기(강), 능력(무)

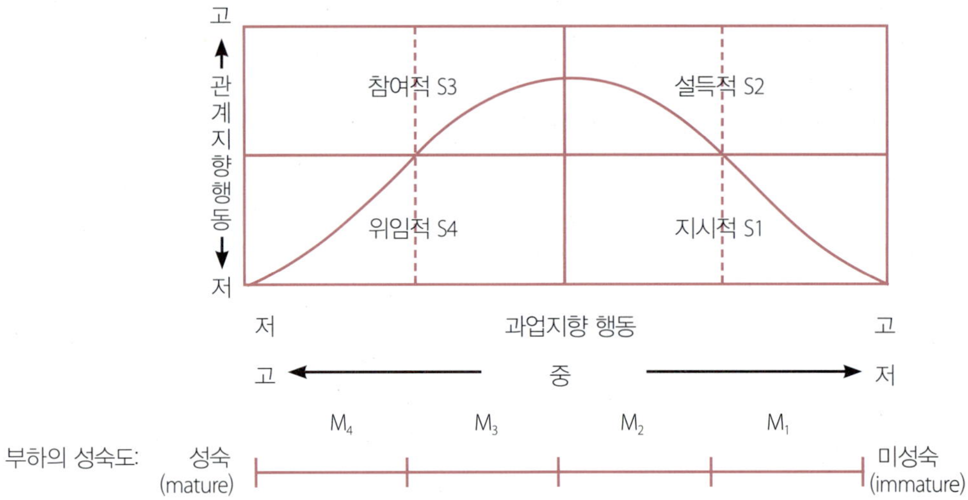

그림 1-7 허시와 블랜차드의 상황대응 리더십 모형

출처 : Hersey P. & Blanchard K. H.(1977), Management of organizational behavior. Utilzing human resouces, ed 3. p. 164.

- M_3: 구성원들의 성취동기는 낮으나 능력은 갖춘 단계 – 동기(약), 능력(유)
- M_4: 구성원들의 성취동기가 높고 자신감과 능력이 모두 성숙한 단계 – 동기(강), 능력(유)

따라서 구성원의 성숙도가 M_1인 경우에는 업무를 지시하고 감독하는 지시적(S1) 리더가 효과적이고, 성숙도 M_2인 경우에는 과업과 관계 지향성이 모두 높은 설득적(S2) 리더가, M_3인 경우에는 구성원들을 의사결정에 참여시키고 지원하여 낮은 과업 동기를 자극해줄 수 있는 참여적(S3) 리더가, 성숙도가 가장 높은 M_4단계에서는 과업과 관계지향성이 모두 낮은 위임 적(S4) 리더가 효과적이라는 것이다.

3) 리더십 상황과 변화

오늘날처럼 시대가 다의적이면서 다양한 가치관이 존재하고 환경이 급변하는 가운데 사회가 다각화, 다변화 되는 상황에서는, 리더는 슈퍼맨처럼 다방면에 뛰어난 사람이 되기도 어렵거니와 만능의 존재일 수도 없다. 그래서 환경적 상황이나 조직과 구성원의 성숙단계, 일의 특성 등 리더에게 요구되는 역할에 따라 그에 상응하는 최적의 리더와 리더십이 요구된다.

미래에는 리더의 정서와 행동이 조직구성원들에게 큰 영향을 미친다는 것과 함께 사람들의 마음을 열정과 헌신으로 이끌어내는 힘의 원천이 될 것으로 보고 있다. 탁월한 리더십에 대한 정의가 인간 대 인간이라는 맥락에서 다시 규정되고 있는 것이다

감성지능을 갖춘 리더는 언제 사람들과 같이 협력해야 할지, 언제 전망형 리더십을 발휘해야 할지, 언제 귀를 기울이고 언제 명령을 내려야 할지를 잘 알고 있다. 그는 중요한 사안에 대한 나름의 감각에 귀를 기울일 줄도 알고 자신이 이끌고 있는 사람들이 갖고 있는 가치관에 부응할 수 있는 사명을 이야기할 줄도 안다. 그는 자연스럽게 인간관계를 중시하며 도저히 참을 수 없는 사안은 표면화시켜 개혁할 줄 알고, 서로 조화를 이루는 집단 안에서 인간적인 시너지 효과를 창출할 줄도 안다. 그는 자신을 위해 일하는 사람들의 경력을 소중히 여김으로써 흔들리지 않는 충성심을 이끌어낼 수 있다. 그리고 공동의 가치관에 호소하는 사명을 제시함으로써 사람들이 최선을 다할 수 있도록 고무시킬 수 있다.

성공적이면서도 효과적인 리더, 즉 훌륭한 리더란 자신이 처한 상황에서 폭넓은 식견과 명확한 비전, 강한 사명감을 가지고 있으면서 변화를 위한 촉매 역할을 하며 변화를 촉진하기 위하여 자신의 권한 내의 모든 것을 행하면서 아래 사람들과 파트너십을 형성하여 소기의 목표를 달성해나가는 리더라 할 수 있을 것이다.

3. 리더십 유형

본 절에서는 그 동안 다양하게 제시되어 온 리더십에 대한 끊임없는 모색의 과정을 고찰하면서 최근에 특히 주목받고 있는 비전을 제시하는 리더십과 서번트 리더십, 카리스마적 리더십, 창조적 리더십, 변혁적 리더십 등 다양한 리더십 유형에 관하여 좀 더 자세히 살펴보고자 한다.

1) 기업가 유형의 리더십

암울한 시기에 답답한 상황에 처해있는 사람들에게 돌파구가 될 수 있는 미래의 새 비전을 제시하고, 불가능한 장애물들을 넘어뜨리는 길을 보여주는, 모험적인 리더십 스타일이다. 이러한 리더들이 있어서 사막에 길이 생기고, 바다 속으로 터널이 뚫리고, 달로 사람이 날아가는 불가능한 듯 했던 역사의 돌파구들이 열린다.

기업가 유형의 리더십 사례: 정주영 리더십

"이봐, 해보기나 해봤어?"

현대는 일을 처리하는 데 단 한장의 보고서만 만들기로 유명하다.

실용적인 것을 먼저하고 일단 계획을 세우면 밀고 나가는 현대의 경영스타일 때문이다. '하면 된다'를 뛰어 넘어 '안 되면 되게 하라'는 고 정주영 현대그룹 명예회장의 정신이 그대로 반영돼 있다.

무에서 유를 창조하는 능력, 부족한 상황에서도 이를 극복하려는 강한 도전정신과 실천력, 신속 정확한 결단력 등 한국의 리더십은 국내 경제가 성장하는 데 큰 역할을 해왔다.

정주영의 리더십 파워는 창조정신, 도전정신, 진보정신, 성공정신, 기업가정신 등 총 다섯 가지로 설명된다. 젊은 시절 인천 부두에서 막일을 하다 깨달은 빈대철학과 "이봐, 해봤어?"라는 말 한 마디로 직원들을 이끌었던 리더십, 1971년 거북선이 그려진 500원짜리 지폐 한 장을 들고 차관을 빌리러 간 영국 등 유명한 일화 속에 숨은 정주영의 경영정신을 배울 수 있을 듯하다.

"결단력과 추진력의 화신이다." (신격호 롯데그룹 회장)

"아이디어 샘솟는 불세출의 기업가."(송인상 전 재무부 장관, 효성그룹 고문)

고 정주영 명예회장을 지근거리에서 지켜본 경제인들은 그를 뛰어난 창의성과 결단력, 추진력을 갖춘 최고경영자(CEO)로 평가한다.

정 명예회장 10주기 추모위원장을 맡은 이홍구 전 총리는 "비록 시대가 바뀌었다 해도 정 명예회장이 남긴 '지혜를 모아 방침을 세우고 하면 된다'는 정신은 우리 사회가 본받아야 할 소중한 자산"이라며 "추모위원장을 선뜻 맡은 것도 이런 그의 삶의 철학과 기업가정신을 되살려내고 싶기 때문"이라고 말했다. 정 명예회장의 리더십은 21세기에 더욱 필요해 보인다. 그의 리더십을 되돌아보자.

6 · 25전쟁 와중인 1952년 12월. 당시 정 명예회장은 가족들과 헤어져 부산에서 피란생활을 하면서 미군관련 공사를 대거 수주해 재기의 발판을 마련하고 있었다.

그러던 어느날 부산의 유엔군 묘지를 새파란 잔디로 덮어달라는 요청을 받는다. 각국 유엔사절이 내한해 참배할 계획인데 흙으로만 겨우 덮어놓은 묘지를 차마 보여줄 수가 없었던 것. 남은 기한은 겨우 닷새였다.

모두 불가능하다고 여기던 이 공사를 정 명예회장은 아이디어 하나로 해결했다. 그는 미군이 요구하는 것은 잔디가 아니라 유엔사절들에게 위안을 줄 수 있는 파란풀을 원한다는 것을 간파하고 낙동강변에 있던 보리를 모두 옮겨 심었다. 미군은 정 명예회장에게 실제 공사비의 3배를 지급했다.

정 명예회장은 1970년대 세계 최대 공사였던 사우디아라비아 주베일산업항 건설공사를 수주했다. 해안선에서 12㎞ 떨어진 30m의 바다 한복판에 유조선 4척이 동시에 정박할 수 있는 터미널을 만들려면 해양 심해 구조물 설치가 필수였다. 그는 울산에서 제작한 철골 구조물을 커다란 바지선에 실어 중동현장으로 수송하기로 결정했다. 울산에서 주베일까지는 1만2000㎞. 경부고속도로를 15번 왕복하는 거리다.

이게 끝이 아니다. 정 명예회장은 재킷 설치공사 착수와 함께 재킷을 연결하는 빔 제작을 현대의 설계도대로 울산에서 하도록 했다. 수심이 30m나 되는 곳에서 파도에 흔들거리면서 중량 500톤짜리 재킷을 한계오차 5㎝ 이내로 꼭 20m 간격으로 심해에 설치한다는 것은 사실 불가능에 가까운 일이었다. 때문에 선진국들도 일단 재킷설치가 끝난 후 그 간격을 재서 빔을 제작하던 터였다. 오차가 5㎝만 넘으면 빔을 깎아 줄일 수도, 붙여 늘릴 수도 없어 그냥 버려야 했다. 감독관들은 당장 계획을 중단하라고 요청했지만 공기단축을 위해 그대로 밀어붙였다.

결국 현대는 89개 재킷을 5㎝ 이내 오차로 완벽하게 설치했다. 당시 감독관들은 현대의 창의적이고 담대한 수행계획과 속출하는 기상천외한 아이디어, 한국 근로자들의 근면성에 혀를 내둘렀다.

정 명예회장의 창의적인 아이디어는 마르지 않는 샘과 같았다. 서산간척지 건설 때 폐유조선으로 물막이를 대신한 것이나 소떼를 몰고 판문점을 통과한 일화는 그만이 생각할 수 있는 아이디어였다. 프랑스 문명비평가 기 소르망은 소떼 방북 장면을 보고 "20세기 마지막 전위예술"이라고 평했다.

500원짜리 지폐 1장과 백사장 인공위성 사진 하나로 2척의 유조선을 수주한 일화 역시 정 명예회장의 도전정신을 잘 보여준다. 세계 1위 조선사 현대중공업은 이렇게 탄생했다.

정 명예회장의 자동차에 대한 애착은 남달랐다. 처음 제대로 된 사업을 자동차로 시작한 인연도 있었지만 기계공업을 발전시키는 데는 자동차가 최고라는 믿음에서다. 1966년 현대자동차를 설립하고 꾸준히 독자모델 개발에 대한 투자를 계속했다. 하지만 당시 독자모델 개발을 반기는 이는 회사 내부에 많지 않았다.

당시 정세영 현대차 사장은 정 명예회장의 지시로 이탈리아에 스타일링과 설계용역을, 유럽 최고 스타일리스트 조지아로에게 해외로 수출이 가능한 모델

디자인을 의뢰했다.

이렇게 탄생한 모델이 바로 '포니'다. 정 명예회장은 여기서 그치지 않고 '포니' 출시와 동시에 1억 달러를 투자해 5만6000대 규모의 공장 건설에도 착수했다. 지금 세계 5위 자동차회사로 성장한 현대자동차는 이렇게 탄생했다.

〈출처 : 네이버 파워 지식〉

2) 전략가 유형의 리더십

꿈만 꾼다면 그 사람은 돈키호테와 같은 몽상가와 별 다를 바가 없다. 리더는 비전을 현실화시킬 수 있는 능력을 가진 사람이다. 이런 사람들을 전략가라 할 수 있다. 전략은 우리가 인간이기 때문에, 주어진 재능과 시간과 인적, 물적 자원이 유한하기 때문에 무엇에 먼저 어떻게 그 자원을 쓸 것인가를 결정하는 일이다.

전략가 유형의 리더십 사례: 장보고의 리더십

• 조공무역을 민간자유무역으로 발전시킨 세계 초유의 무역왕

고대 동아시아 국제무역은 중국을 중심으로 한 조공무역이 주류를 이루었다. 그러나 해상왕 장보고는 청해진을 본거지로 해상물류망을 구축하고 일본 하카다와 중국 적산, 초주, 연수향, 양주, 영파, 광주 등에 신라방, 신라소 등 무역사무소를 설치하여 신라, 당, 일본을 연결, 중계무역을 하는 등 세계 최초로 민간 주도에 의한 글로벌 무역을 실천한 국제 무역왕이며, 세계를 경영한 경제인이었다.

• 한민족 경제 공동체를 이룩한 민족지도자

해상왕 장보고는 당나라에 거주하고 있던 고구려, 백제 및 신라 유민을 모아 당의 남측 해안부터 대운하유역과 산동반도 연해에 걸쳐 자치조직인 신라방, 신라소를 설치하여 대중국 물류 중심기지로서의 역할을 담당하였다. 재당 신라인과 일본 그리고 통일신라를 한 데 묶어 경제 공동체를 이룬 장보고는 위대한 무역가이며 민족의 지도자였다.

• 천년을 내다본 불세출의 전략가

장보고의 중국 대륙 진출도 현실에 안주하지 않는 신라인들의 적극성과 진취성의 연장선상에 있다. 장보고 개인은 자기 자신의 성공을 위해 당나라로 건너갔고, 뛰어난 무예를 기반으로 군인으로 출세했다. 그러나 개인적 성취에 만족하지 않은 장보고는 당시의 시대적 흐름이었던 동북아시아 일대의 해상 무역에 눈을 뜨게 되었고, 신라인들이 이루어 놓았던 산동반도 일대에서의 기반을 근거로 적극적 해상 교역에 뛰어들었다. 여기에는 장보고 개인의 역량이 작용했지만, 그의 능력이 발휘될 수 있도록 조성되어 있던 산동반도 지역 신라인 사회의 저력도 크게 작용하고 있었다.

동북아시아 일대의 해상 무역을 주도했던 청해진의 설치는 신라인들의 적극적인 해외 진출, 그 시대 동아시아 국제 사회에서 필요한 대외 교류와 해상 무역의 중요성을 파악한 장보고의 역사 인식 및 개인적 능력, 그리고 이러한 것들을 종합적으로 결합하여 적절하게 활용할 수 있었던 산동반도 지역 신라인 사회의 저력이 있었기 때문에 가능했던 것이다.

해상왕 장보고는 바다의 도시 베네치아가 서유럽 지중해를 제패하고 상업무역 뿐만 아니라 유럽 각 나라의 국제 질서를 주도하기 수세기 전 이미 중국, 일본은 물론 저 멀리 아라비아와의 무역을 통해 해상왕국을 이룩한 국제무역왕이자 해상영웅이다. 그는 탁월한 국제감각을 바탕으로 바다를 부의 원천으로 인식한 선각자였으며, 강한 리더십을 바탕으로 해외 교포의 조직화를 통해 우리 민족의 힘을 한 데 모은 훌륭한 민족지도자이기도 하다.

또한 강력한 해양 방위력을 갖추고 운영할 줄 알았던 뛰어난 전략가이며, 중국과 일본에서도 높이 추앙받는 국제적 인물이다. 우리는 해상왕 장보고의 해양개척정신과 국제화시대의 도전정신, 국난시대의 강한 리더십을 이어받아 21세기 이 시대가 진정으로 필요로 하는 글로벌 리더로서의 자질을 키워나가야 할 것이다.

〈출처 : 네이버 파워 지식〉

3) 구조 및 방향 재조정자 유형의 리더십

아무리 잘 나가는 단체도, 기업도 개인도 변하는 역사의 흐름 앞에서 언젠가는 정체 상태에 빠지게 마련이다. 이때는 시대의 흐름을 읽고 분명한 방향 전환, 환골탈태의 과정을 통해 새롭게 재정비하여 태어나는 것이 필요하다. 그러나 항공모함처럼 커져버리고 전통과 인습에 익숙해져 버린 단체의 방향을 틀어주는 것은 보통 어려운 일이 아니다.

4) 경영 행정가 유형 리더십

조직이 비전을 이루어가는 과정에서 실수 없이 제대로 굴러가도록 점검하고 챙기는 관리능력을 가진 리더십이다. 비전 제시형 리더십이 꿈을 던지고 그 꿈을 전략가나 재조정형 리더십이 다듬어서 좀 더 구체적인 실천 플랜을 만들면, 경영 행정가형 리더십은 이것을 조직의 구석구석에서 아주 작은 부분에서부터 실행되도록 챙겨주는 일을 하는 것이다. 보통 리더십이 '옳은 일을 하는 것'이라면, 경영 행정적 리더십은 '일을 옳게 하는 것'이다. 목적의 문제가 아니라 방법의 문제요, 스타일의 차이이다.

5) 목양적 리더십

많은 경우 리더들은 위대한 일을 이루기는 하지만, 그러다 보니 자신도 모르게 일 중심이 되어 사람들을 다치게 하거나 희생시키는 수가 많다. 부하를 어루만져주고 감싸주며 다듬어 주는 그런 따뜻한 사랑의 목양가적 리더십이다.

목양적 리더십 사례: 테레사수녀가 들려주는 7가지 지혜

1. 그 사람을 존중하라.

상대방이 어떤 사람이든 그 사람을 고유의 인격체로서 존중해주어야 마음을 열 수 있다.

2. 먼저 그 사람의 입장에 서보라.

무엇이든 나의 마음을 전달하기 전에, 그 사람이 어떻게 받아들일까를 먼저 생각해야 한다.

그러면 그 사람이 원하는 것과 내가 주고자 하는 것을 일치시킬 수 있다.

3. 관심을 지속적으로 유지하라.

일시적인 관심은 무관심보다 더 큰 상실감을 준다.

한두 번 존중하고 배려해 주다가 참지 못해 포기하거나 관심을 꺼버리는 것은 상처만 남길 뿐이다.

4. '그 사람' 자체에 감사하라.

그 사람이 나에게 무엇을 해주었거나 무엇이 되어주었기 때문이 아니라, 단지 내 곁에 존재해주었다는 이유만으로 내 삶은 더 풍부해질 수 있다.

5. 그 사람을 자세히 관찰하라.

보는 만큼 알게 되고, 아는 만큼 좋아할 수 있고, 좋아하는 만큼 배려해줄 수 있다.

가까운 사람들의 행동을 보고 이야기를 경청하는 것으로 관찰을 실천하라.

6. 자신의 아픔을 치유하라.
자신은 누군가로부터 상처받아 있으면서 어떻게 다른 사람에게 진심으로 관심을 가지고 배려할 수 있겠는가. 행복한 사람만이 다른 사람에게도 행복을 전할 수 있다.

7. 그 사람을 격려하라.
잘한 일에 대한 칭찬에 그치지 말라. 힘들어하고 지쳐 있을 때, 실패하고 좌절하고, 실망에 빠져 있을 때, 다치고 병들었을 때, 갈등을 겪고 초조해하고 불안해할 때, 격려만이 그 난관을 극복하게 해주는 유일한 힘이다.

〈출처 : 네이버 파워 지식〉

6) 위기 대처형 리더십

잘 나가던 사람도, 단체도, 기업도, 국가도 불가항력이라고 할 정도의 엄청난 위기(전쟁, 경제공항, 자연재해)를 만나면 어쩔 줄 모르고 휘청거리다가 침몰하고 마는 수가 많다. 그러나 어떤 리더들은 상황이 위급하면 할수록, 위기가 커지면 커질수록, 당황하지 않고 사람들에게 용기를 주면서, 지혜롭게 힘을 모아 그 위기를 헤쳐 나오게 하는 능력이 있다.

7) 조언형 리더십

자기를 드러내지 않고 조용히 드러난 리더의 결정을 도와주고, 용기를 주고, 바른 결정을 할 수 있도록 잡아주는 역할을 한다. 이들은 지혜롭고 침착하며 따뜻하고 또 용기가 있어, 일대일, 혹은 소그룹 상황에서 분명한 방향제시를 해주는 스타일이다.

8) 비전을 제시하는 리더십

많은 연구자들은 토마스 제퍼슨이나 링컨과 같은 정치지도자, 포드나 슬론과 같은 기업경영자, 모세에서 마틴 루터 킹에 이르는 위대한 지도자들의 경우에 비전이 핵심적으로 중요했다고 말한다. 링컨의 리더십은 노예제도를

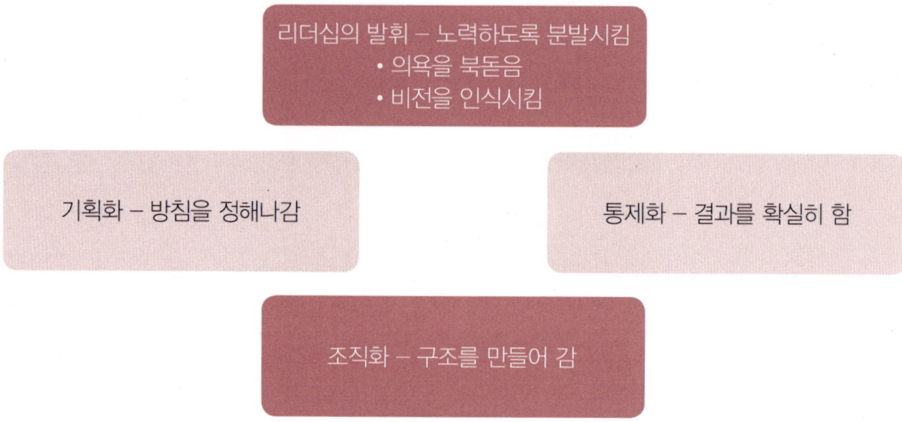

그림 1-8 리더십과 여타의 경영관리 직능과의 관계

표 1-13 비전을 제시하는 리더십의 다섯 가지 원칙

1. 과정에 도전한다 : 개척자가 되어라. – 혁신을 부추기고 새로운 아이디어를 가진 사람들을 지원해 준다.
2. 열정적이어야 한다 : 공동의 비전을 함께 공유하게끔 자신의 열정을 통하여 다른 사람들을 고무한다.
3. 다른 사람들이 행동할 수 있도록 도와준다 : 팀 플레이어가 되어야 하고, 다른 사람들의 노력과 재능들이 발휘될 수 있게끔 지원해 준다.
4. 모범을 보여준다 : 다른 사람들이 어떻게 행동할 수 있고 또 행동해야 하는지에 관한 일정한 역할 모형을 제시해 준다.
5. 성취했을 때 축하해 준다 : 일터에 감동을 불러일으키고 정신에 못지 않게 따뜻한 마음도 함께 모아야 한다.

출처 : John R. Schermerhorn, Jr. 앞의 책, p.263.

철폐시켰으며 미연방을 보존시켰다. 카네기, 모건, 록펠러 등의 산업지도자의 리더십은 대규모의 산업들을 일으켜 미국의 성장과 번영을 가능하게 만들었다. 또한 루즈벨트, 에디슨, 앤터니, 킹 목사 등 비전을 가진 수많은 지도자들은 미국 역사의 중요한 시기에 방향을 제시해 주었다. 위대한 지도자들은 뚜렷한 목표를 가진다. 그들은 전적으로 결과 지향적이다. 가능하고도 바람직한 새로운 비전을 찾기 위해 도전을 무릅쓰고, 사람들에게 비전을 전파시키며, 새로운 비전에 적극적으로 참여하여 비전의 실현을 위해 그들이 가진 자원과 에너지를 기꺼이 쏟도록 설득한다.

이른바 위대한 리더들이란 조직에 있어서 다른 사람들에게 공동의 목적을 지향하도록 고무하고 동기를 유발시킴으로써 비상한 일들을 이루어내는 것이다. 위대한 리더십은 점점 더 자주 비전과 결합시키려는 경향이 있다. 비전이라는 용어는 일반적으로 미래에 대한 분명한 감각과 앞날에 성공적으로 취해야 할 행동들에 대해 이해하고 있는 사람을 묘사하는 데 쓰인다. 그런데 사실 리더십의 발휘란 비전을 실질적 결과들로 바꿔놓는 것이다.

9) 서번트 리더십

지시–감독 중심의 일터에서는 아랫사람들의 자발적인 참여보다는 책임을 다해야 한다는 강요가 많다. 강요는 감독과 통제가 없어지면 그 효력을 상실하게 된다. 이러한 일터에서 윗사람과 아랫사람간의 관계는 위계적인 권력을 바탕으로 하기 때문에 상하 간의 신뢰를 바탕으로 한 협력보다 과업을 중심으로 한 지시와 통제가 앞서게 된다. 조직 내의 인간관계에서 신뢰를 깬다는 것은 자기 일에 몰입하여 보다 좋은 결과를 만들고자 하는 구성원들과의 노력과 헌신을 방해하는 행위이다.

(1) 서번트 리더십의 의의

시장 환경의 변화가 완만하여 업무가 단순하고 규칙적이며 예측 가능하였던 때에는 지시 · 통제모델이 그 나름대로의 효과를 거둘 수 있었다. 그러나 기업 간의 경쟁이 치열해지면서 조직구성원들의 자발적인 노력과 협력 및 변화에 대한 유연한 대응능력이 그 어느 때보다 중요해지고 있다. 이러한 환경에서 상사가 아랫사람들의 자발적인 노력과 협력을 이끌어 내려 면 먼저 아랫사람들로부터 신뢰를 받아야 한다.

로버트 그린리프(Robert K. Greenleaf)가 주창한 서번트 리더십(servant leadership)이란 신뢰를 바탕으로 상대방을 먼저 섬기고자 하는 인간의 자연스런 욕구를 업무현장의 리더십 발휘에 적용한 것이다. 학습조직을 통한 기업의 성장을 강조하는 셍게는 서번트 리더십이야말로 조직의 성장에 가장 중요한 철학이라고 주장한다. 그에 따르면 대부분의 기업에서 리더십은 일방적인 상하 간의 관계로 구성되어 있어서 리더는 아랫사람들에게 영향력을 행사하면서 비전을 설정하고 아랫사람들이 그 비전을 따라오도록 강요한다. 그리고 리더는 조직이 어떻게 나아가야 하는지 정책을 수립하고 구조를 개편하면서 구성원들이 미리 정해진 기준을 따르도록 유도한다. 그 과정에서 리더는 사람들을 동기화하려 한다.

신뢰를 바탕으로 아랫사람을 섬기는 리더는 아랫사람의 성장을 지원하고 코칭한다. 신뢰가 바탕에 깔려 있기 때문에 아랫사람에게 정직하게 피드백을 한다. 그리고 일터에서 구성원들이 서로 정직해도 다치지 않는다는 확신을 심어준다. 그러므로 서번트 리더는 지시와 강요에 의존하기보다 아랫사람들이 조직의 비전과 목표에 동참할 수 있도록 이들이 직면하고 있는 장애요인을 제거하는 데 많은 노력을 기울인다. 또한 비전의 의미도 일반적으로 제시하기보다 그 의미를 함께 해석하고자 한다. 이때 서번트 리더는 다수 구성원들의 입장에서 비전과 목표에 다가설 수 있도록 이들의 관심사와 요구 그리고 애로사항에 많은 관심을 기울인다. 그래서 서번트 리더는 비전을 일방적으로 제시하기보다 비전을 함께 만들어 공유하는 데 보다 많은 노력을 기울인다. 서번트 리더십에서 가장 중요한 점은 최고경영자이든, 임원이든, 관리자이든 관계없이 항상 아랫사람들을 섬기는 자세로 이끌어야 한다는 점이다. 섬기는 자가 되려면 상대가 지위가 낮은 아랫사람이건 나이 어린 사원이건 간에 그들의 입장을 먼저 고려해야 한다. 서번트 리더는 아랫사람들에게 불가피하게 많은 일을 맡길 때에도 일을 시키는 사람의 입장보다도 일을 하는 아랫사람의 입장을 고려하여 아랫사람의 이해를 구하기 위하여 노력한다.

요컨대 서번트 리더십은 신뢰를 바탕으로 상대방을 먼저 섬기고자 하는 인간의 자연스러운 욕구를 업무현장의 리더십 발휘에 적용한 것이다. 이러한 서번트 리더십이야말로 권위주의적 사고와 문화를 깨뜨릴 수 있는 실질적인 대안이 될 수 있다. 아랫사람을 섬기고자 하는 철학과 자세에서 권위주의를 생각하기는 어렵다. 권위주의적인 위계구조 속에서 계층적 인간 관계가 조직을 지배할 때, 많은 구성원들은 윗사람들이 시키는 일에 대하여 지시사항만을 이행하려 할 뿐 자발적으로 일에 몰입하여 헌신적으로 직무를 수행하려는 의욕을 느끼기가 어렵다.

기존의 리더십이 조직 구성원들을 앞에서 이끄는 역할을 하였다면 서번트 리더십은 조직 구성원의 일체화와 공감대 형성을 통하여 조직목표를 달성하는 것이다.

봉사와 희생 없이는 권력을 권위로 치환할 수 없다. 물론 권력으로 억눌러서 부하직원들을 이끌 수도 있겠지만, 따르는 시늉만 내게 할 뿐 진정으로 따르게 할 수는 없다. 봉사와 희생으로 획득한 권위만이 부하직원들을 진정으로 마음속으로부터 따르게 할 수 있다. 세종대왕도, "남을 너그럽게 받아들이는 사람은 항상 사람들의 마음을 얻게 되고, 위엄과 무력으로 엄하게 다스리는 자는 항상 사람들의 노여움을 사게 된다"고 하였다. 또한 공자도 "임금이 신하를 대할 때에 내 몸의 손과 발처럼 중요하게 여긴다면(君之視臣如手足), 신하는 임금을 자신의 배와 심장처럼 소중하게 여길 것이다(則臣視君如腹心)"라고 하였다.

(2) 서번트 리더의 기본 자질

가) 서번트 리더는 보편적인 가치를 중요시한다.

서번트 리더는 정직, 신용, 인간 존중, 커뮤니케이션, 공동체 의식, 협력, 공정성, 도덕적 규범 등 신뢰에 영향을 주는 보편적 규범과 행동을 중요시한다.

나) 서번트 리더는 수용적 태도로 경청한다.

서번트 리더는 다른 사람들이 말하고자 하는 것에 귀를 기울인다.

다) 서번트 리더는 다른 사람을 이해하고 수용하기 위하여 노력한다.

서번트 리더는 타인을 수용하는 자세가 몸에 배어 있다. 즉, 서번트 리더십을 생활화하고 있는 리더는 항상 타인의 입장에서 타인을 이해하기 위하여 노력한다.

라) 서번트 리더는 자신을 바꾸고자 하는 태도가 되어 있다.

서번트 리더십을 실천하고 있는 관리자와 임원은 새로운 정보나 지식 그리고 개념에 대하여 개방적인 태도를 갖고 있다. 따라서 언제라도 새로운 의견을 수용하여 자신의 생각과 행동을 바꿀 수 있는 열린 자세를 갖고 있다.

마) 서번트 리더는 특정 정보나 지식을 개념화시키는 능력이 탁월하다.

서번트 리더는 아랫사람들의 의견을 들을 때, 그것을 종합하는 능력이 탁월하다. 즉 아랫사람의 의견과 정보를 경청하기 때문에 이를 바탕으로 여러 가지 정보와 지식 및 경험을 하나로 묶어 보다 큰 그림으로 개념화시키는 일에 탁월한 능력을 보인다.

바) 서번트 리더는 설득력이 탁월하다.

서번트 리더는 아랫사람들에게 자기의 개념을 이해시킬 때에도 자신의 입장보다는 아랫사람의 입장을 우선하기 때문에 자신의 생각을 일방적으로 강요하기보다, 자신의 생각을 개념화하여 아랫사람을 설득하는 능력이 탁월하다.

사) 서번트 리더는 업무현장에서 공동체 의식의 증진에 기여한다.

서번트 리더는 혼자서 일하는 것보다 함께 협력할 때 보다 좋은 결과를 만들어 낼 수 있다고 믿는다. 그래서 서번트 리더는 구성원들이 공유할 수 있는 비전을 함께 만들며 조직의 핵심가치와 임무의 실현에 구성원들이 함께 동참할 수 있도록 한다.

(3) 서번트 리더의 역할

조력(助力)자로서의 서번트 리더는 기본적으로 방향 제시자, 파트너, 지원자의 세 가지 역할에 초점을 두고 구성원들을 리드해 나가는 특성을 가진다.

가) 서번트 리더는 방향 제시자 역할을 한다.

방향 제시자 역할은 조직의 비전을 제시해 주는 역할을 의미한다. 서번트 리더가 조력자이면서도 '리더'인 이유는 다른 구성원들이 보지 못하는 미래를 바라보고 비전을 보여줄 수 있는 능력을 갖고 있기 때문이다. 리더십 분야의 저명학 학자인 블랜차드(K. Blanchard)에 따르면 구성원들은 자신에게 분명한 방향과 목표가 주어질 때 잠재력을 발휘하여 최상의 성과를 거둘 수 있다고 한다. 최고경영자는 중간관리자에게, 중간관리자는 일선 실무자들에게 조직이 나아가고자 하는 방향과 목표를 명확히 설명해 줄 수 있어야 한다.

나) 서번트 리더는 의견조율가 역할을 한다.

서번트 리더는 파트너로서 구성원들 간의 합의를 이끌어내기 위해 의견들을 조율하는 역할을 담당하게 된다. 파트너로서 서번트 리더는 재능 있는 음악가들로 이루어진 오케스트라의 지휘자 모습에 비유할 수 있다. 연주의 템포를 유지하고, 연주자의 역할과 능력이 적절한지, 전체 연주자들 간의 조화가 이루어지는지 확인하는 지휘자의 모습은 구성원들의 의견들이 목표에 적합한지 살피며, 다른 구성원들과의 의견 교류가 원활히 이루어질 수 있도록 조율하는 파트너로서의 리더 역할과 유사하다 하겠다.

다) 서번트 리더는 지원자 역할을 한다.

지원자 역할은 구성원들이 업무 수행을 원활히 할 수 있도록 지원하고, 업무 외의 개인적인 삶에 있어서도 업무와 균형을 이룰 수 있도록 돕는 역할이다. 즉 '일과 삶의 균형'을 이룰 수 있도록 배려하는 것도 서번트 리더십의 중요한 특징 중 하나이다. 이러한 두 가지 측면에서 지원자 역할을 충실히 하기 위해 서번트 리더는 부하들이 찾아오기를 기다리기보다, 먼저 찾아다니면서 도울 것이 없는지를 부하들에게 묻고 다닌다. 예컨대 고객 서비스로 유명한 노드스트롬(Nordstrom)사를 보도록 하자. 노드스트롬사 매장에서 일하는 한 종업원에게 "노드스트롬사에서 일하면서 다른 곳과 가장 다르다고 생각되는 점이 무엇이냐?" 라는 질문을 하자, 직원은 "상사요. 내 상사는 하루에 서너 번씩 나에게 와선, 도와줄 일이 없느냐고 묻는데, 그는 마치 나를 위해 일하는 사람 같아요"라고 대답했다. 이와 같이 서번트 리더는 수시로 구성원들과 접촉하면서, 구성원들이 겪고 있는 어려움이 무엇인지, 도울 일이 있는지 살핀다.

(4) 서번트 리더십과 전통적인 리더십과의 차이

서번트 리더십은 과거 전통적인 리더십과 어떤 차이가 있을까?

가) 전통적 리더십

전통적 · 위계적 조직 하에서의 리더는 다른 구성원들에 대해 가부장적인 모습을 가지며, 모든 권한과 책임을 혼자 독점하는 경향이 있다. 리더는 아침 일찍 자신이 책임지고 있는 팀에서 오늘 하루 할 일이 무엇인지를 확인하고, 구성원들에게 해야 할 업무를 세세히 지시한다. 예를 들어 재무 부서에서 자금을 융통하려는 계획을 세웠다면 리더는 차입 은행과 방법, 금액 등을 모두

결정해 놓고, 구성원들에게는 결정된 사안을 실행하도록 지시한다. 오후가 되면 리더는 구성원들이 업무를 시킨 대로 제대로 처리했는지를 확인하는데, 일을 제대로 처리하지 못한 구성원은 질책의 대상이 되고, 그 일은 보통 다른 구성원이 처리하도록 만들어 성과를 내지 못하는 구성원들은 점점 더 업무 기회를 잃게 된다. 이러한 상황에서는 리더는 자연스레 권위적인 모습을 띄게 되고, 구성원들은 지시 받은 일만을 규정대로 착실하게 수행하는 수동적인 자세를 갖는다. 그 결과 구성원들은 리더에게 의존적이게 되고, 다양성이나 창의성을 발휘하기가 어렵다. 전통적인 리더십 하에서는 계획된 업무들이 리더의 지시대로 일사불란하게 진행될 수 있다는 장점이 있지만, 그때그때에 맞게 행동을 취해야 하는 환경, 즉 유연성과 창의성이 요구되는 상황에서는 좋은 성과를 거두기가 어렵다.

나) 서번트 리더십

서번트 리더십 하에서 리더와 구성원 간의 관계는 상하 관계라기보다 수평적인 동료 관계에 가깝다. 서번트 리더는 구성원들이 자율적으로 업무를 수행하도록 권한과 책임을 위임하고, 그들을 지원하게 된다. 전통적인 리더십 하에서 재무부서의 자금 융통 업무가 서번트 리더십 하에서는 어떻게 이루어지는지를 살펴보자. 재무부서에서 자금을 융통하려는 계획을 세운다면, 자금의 융통을 담당하고 있는 구성원이 자금이 필요한 이유와 차입 금액, 차입 방 법 등에 대해 의견을 제시한다. 리더와 구성원들은 그 안을 토의하고 결정을 내리게 된다. 결정된 사안에 대해서는 구성원들이 협력하여 일을 추진해 나가며, 서번트 리더는 결정된 일이 잘 진행될 수 있도록 지원하고 환경을 조성해주는 일을 한다. 또한 서번트 리더는 이 과정에서 질책보다는 격려를 통해 구성원들이 업무를 잘 수행할 수 있도록 동기를 부여한다. 이러한 과정들을 통해 구성원들은 자신의 다양성과 창의성을 자유롭게 발휘할 수 있게 되며, 업무에 대해 주인의식과 책임감을 가지고 환경의 변화에 대해 능동적으로 대처하게 된다.

(5) 서번트 리더십의 개발

리더가 서번트 리더십의 개념과 역할을 이해했다고 해서 서번트 리더가 되는 것은 아니다. 조직에서 리더들이 서번트 리더십을 개발하기 위해서는 리더 자신의 노력이 필요하다. 서번트 리더로의 변화를 위해 중요하게 고려해야 할 포인트로는 청지기 의식, 구성원들의 성장에 대한 지원, 구성원들에 대한 인간적인 배려, 공감대의 형성과 협력 등이 있다.

가) 청지기 의식(stewardship)

그린리프는 서번트 리더가 되기 위해서는 '서번트(servant)', 즉 시종이 되어야 한다고 말한다. 이는 리더의 위치에 선 이유가 다른 사람들을 섬기기 위해서라는 것을 뜻하며, 곧 리더는 청지기 의식을 갖추는 것이 필요함을 의미한다. 청지기 의식은 '타인을 섬기려는 자세'로서 서번트 리더십의 바탕을 이루는 가치관이다.

청지기 의식은 표면적으로 드러나는 것이 아니므로, 리더가 청지기 의식을 가지고 있는지의 여부를 판단하기 어렵지만, 다음과 같은 한 가지 질문을 통해 확인해 볼 수 있을 것이다. 즉, '리더의 임무'가 무엇이라고 생각하느냐는 질문이다. 서번트 리더는 이 질문에 대해 '조직의 성과 창출'과 함께 '구성원들의 성장 혹은 구성원들이 업무를 통해 보람을 찾도록 해주는 것'이라는 대답을 할 수 있어야 한다.

다음과 같은 예는 전통적인 리더와 서번트 리더의 모습을 잘 대비시켜 준다. 한 기업의 부서장 두 명과의 인터뷰에서 왜 사원들에게 교육 훈련을 시키냐는 질문을 하였는데, 한 사람은 "조직의 성과를 향상시키기 위해선 공부가 필요하기 때문에 교육 훈련을 시킨다"라고 대답하였고, 다른 한 사람은 "구성원들의 자기 발전과 개발을 위해서 교육에 참여하도록 지원한다"고 대답하였다. 이 둘 중 서번트 리더에 가까운 리더는 바로 후자라 하겠다.

나) 구성원들의 성장에 대한 지원

서번트 리더십을 통해 조직을 성공으로 이끌기 위해서는 구성원들에게 적절한 성장 기회를 제공하고 적극적으로 지원함으로써 구성원들이 스스로 역량을 개발할 수 있도록 환경을 조성해 주는 것이 필요하다. 구성원들의 성장과 역량 개발을 돕는 가장 빠른 길은 업무 현장에서 도전적인 업무를 수행할 수 있는 기회를 제공하는 것, 즉 일을 통한 개발이기 때문이다. 이런 기회 속에서 구성원들은 업무의 성취를 통해 자신감을 얻게 될 뿐만 아니라, 업무에 능동적으로 대처할 수 있는 실전적인 역량도 갖출 수 있게 된다.

구성원들의 성장과 육성의 측면에서 서번트 리더는 다음 세 가지 단계를 거쳐 구성원들을 지원하는 것이 필요하다. 먼저 서번트 리더는 구성원들에게 바라는 목표와 기대치가 무엇인지 명확히 해야 한다. 그 다음 단계로 특정 업무를 처음으로 수행하는 구성원의 경우에는 그 업무를 수행하는 기본적인 방법과 규칙들을 가르쳐 주는 것이 필요하다. 마지막으로는 구성원들이 스스로의 방법대로 일하도록 하고, 필요로 하는 자원을 지원하며 불필요한 외부의 간섭을 막아 주는 등 구성원들이 자신의 역량을 최대한 발휘할 수 있도록 스폰서 역할을 해야 한다.

다) 구성원들에 대한 인간적인 배려

구성원들이 제대로 업무를 수행할 수 있도록 지원하기 위해서는 서번트 리더가 업무 성과에 앞서 부하들의 개인적인 사정을 배려하는 노력도 중요하다. 구성원들이 잠재력을 발휘할 수 있도록 돕고 그러한 환경을 조성해 준다는 것은 구성원들에 대한 정서적인 배려를 포함하는 것이다. 이는 부하들이 업무와 개인의 삶 사이의 균형을 이룰 수 있도록 리더가 적극적으로 배려해야 함을 의미한다. 구성원들에 대한 진정한 관심과 배려는 구성원들의 헌신과 몰입을 이끌어 낼 수 있는 초석이 된다.

라자루스(S. Lazarus)는 광고 회사인 오길비 앤 마더(Ogilvy & Mather World-wide)에서 30여 년간의 근속 끝에 최고경영자의 자리에 올랐는데, 자신의 장기 근속 이유에 대해 다음과 같이 말한 바 있다. “20여 년 전 첫 아이를 임신했을 당시 나는 몸이 쇠약해서 한동안 집에서 쉬어야 했어요. 이주일이 지나자 난 도저히 집에만 있을 수 없어 다시 출근을 했는데, 국장이 부르더니 이렇게 말하더군요.” “당신이 그 몸으로 지하철을 타고 왔다갔다 하는 모습을 차마 볼 수가 없군요.” “그리고는 아침저녁으로 차를 보내 출퇴근하는데 도움을 주었죠. 그 순간부터 나는 이 회사의 영원한 직원이 되었습니다.” 이와 같이 서번트 리더의 인간적인 배려는 부하들이 리더와 조직에 대해 깊이 헌신하는 계기가 되며, 보다 안정적으로 업무에 집중할 수 있도록 만들어 준다.

라) 공감대의 형성과 협력

서번트 리더십을 통해 조직을 효율적으로 운영하기 위해서는 리더와 구성원들 간의 공감대를 형성하는 것이 필수 불가결한 요소이다. 공감대 형성이란 구성원들이 업무적인 측면과 정서적인 측면에서 강한 유대감을 갖는 것을 의미하는데, 이는 구성원들에게 주인 의식과 책임 의식을 갖게 하고 몰입할 수 있도록 만들어 주는 가장 기본적인 요소이기 때문이다.

공감대의 형성을 위해선 다양한 경영 사안에 대해 리더와 구성원들 상호 간의 경청과 공감, 설득의 과정이 지속적으로 이루어져야 한다. 경청이란 다른 구성원들의 이야기를 중간에서 방해하지 않고 끝까지 들어주는 것을 의미하며, 공감은 선입견 없이 상대방의 입장에서 이야기를 이해하려는 것을 뜻한다. 이러한 개방적인 커뮤니케이션은 구성원들이 리더와의 파트너십을 형성하고 조직에 대한 주인의식과 책임감을 갖게 하는 데 매우 효과적인 방법일 수 있다.

이처럼 대화와 설득을 통해 공감대를 형성하고 구성원들의 몰입을 이끌어낸 예는 매우 많다. 국내 기업의 예로서 '한국전기초자'의 경우를 보자, 1997년 말 퇴출 1순위이던 한국전기초자는 경영진과 노조와의 대화를 통한 노사화합을 바탕으로 구조조정에 성공한 사례이다.

97년 말 새롭게 부임한 서두칠 전 사장은 여기에 중요한 역할을 담당했다. 서 사장은 먼저 부임 후 3개월 동안 1,600여 명의 직원들을 하루에 3차례씩 직접 만나면서 회사의 경영 상태를 설명하고 직원들의 관심사항과 요구사항을 주의 깊게 들었다. 서 사장은 직원들에게 강제적인 구조조정은 없을 것이라는 약속을 하였고, 회사를 회생시키기 위해 협력해 주기를 호소했다. 이런 과정을 통해 한국전기초자의 사원들은 사장과는 공동체 의식을 가지고, 회사에 대해서는 주인의식을 가지게 되었다. 전사적으로 위기의식이 공유되고 365일 조업 등 힘찬 구조조정의 과정이 시작되었다. 한국전기초자에서는 구성원들 간의 지속적인 커뮤니케이션을 유지하기 위해, 〈열린 대화방〉이라는 소식지를 만들어 사장과 회사, 동료들에게 하고 싶은 말들을 언제든지 할 수 있도록 길을 열어 두었으며 서 사장은 현장 방문 및 직원들과의 대화를 게을리 하지 않았다. 이러한 노력들은 서 사장과 구성원들간의 공감대와 파트너십을 낳았으며, 전 구성원들이 주인의식을 바탕으로 업무에 최선을 다할 수 있도록 하는 분위기를 낳는 결과를 가져 왔다. 서 사장을 비롯한 경영진의 이러한 노력으로 한국전기초자는 2001년 6월 말 상장 기업사 중 자기자본 이익률 1위를 기록하였다.

인간 존중을 바탕으로 부하들이 잠재력을 발휘할 수 있도록 기회를 제공하고 지원하는 서번트 리더십은 어디에서나 적용 가능한 만병통치약도 아니고, 가장 좋은 리더십이 아닐 수도 있다. 한 조직에 적합한 리더십 스타일은 항상 조직 내외부 상황에 따라 달라지는 법이다. 그러나 지시나 명령, 통제를 중심으로 한 전통적인 리더십과 비교할 때, 진정한 리더란 부하들을 섬기는 데에서부터 나온다는 서번트 리더십의 개념을 현재 우리 기업의 리더들이 되새겨 볼 필요성이 있을 것이다.

위나라 오기 장군의 서번트 리더십

연저지인(吮疽之仁)이라는 고사성어가 있다. 종기의 고름을 빨아주어 깊은 감동을 준다는 뜻으 로, 중국의 고서인 사기(史記)에 나오는 일화이다. 그런데 이 말은 위(魏)나라 문후(文侯) 시대에 유명했던 오기(吳起) 장군을 일컫는 말이다. 그는 사령관의 신분이었음에도 불구하고 병사들과 똑같은 생활을 하는 것으로 유명했다. 의복이나 식사도 일반 사병과 똑같았으며, 군을 지휘할 때도 말을 타고 다니지 않은 장군으로 유명했다. 어느 날 오기가 군을 시찰하던 중, 종기로 고생하는 한 병사를 만났다. 오기는 그 병사와 종기의 상태에 대해서 이야기를 나누다가 급기야 그를 치료하기 위해 그 종기를 입으로 빨아주었다. 이 소식이 그 병사의 어머니에게 알려졌다. 그런데 그 소식을 들은 그 어머니는 아들을 치료해 준 오기에 대해 감사하기보다는 오히려 통곡하며 울었던 것이다. 이를 이상하게 여긴 사람들은 "지체 높은 장군이 종기를 빨아 치료해줬다면 가문의 영광으로 여겨야 할 터인데 왜 통곡인가?"라며 의아해 했다. 그러자 그 병사의 어머니는 이렇게 탄식하였다. "지난번에도 오 장군이 내 남편의 종기를 빨아주더니 전쟁에서 돌아오지 못하고 죽음을 당했소. 그런데 이번에는 내 아들의 종기를 빨아주었다고 하오. 지아비도 목숨을 걸고 오 장군을 위해 싸웠는데, 하물며 아들놈이야 오죽하겠소." 결국 오기가 위나라 최고의 장수가 될 수 있었던 이유는 자신을 위해 목숨을 내던지며 싸워주는 병사들의 마음을 얻었기 때문이었다.

〈출처 : 황인경, 〈서번트 리더십〉, LG주간경제, 2002.01.09.(657호), LG경제연구원.〉

10) 카리스마적 리더십

또 다른 새로운 리더십 이론은 베버(M. Wever)의 카리스마를 개념화시킨 카리스마 이론이다.

본래는 헬라어로 카리스마(charisma)는 은혜 또는 은사라는 뜻이다. 그 어원인 카리스(charis)는 은총이나 은혜(grace)를 나타내며, 결국 카리스마는 하나님의 무한한 선물을 표현하기 위해 성경에서 사용된 단어이다. 그리스도교적 용어로 '다시 거두어 가지 않는' 하나님의 선물 전체를 뜻하기도 하고, 예수 그리스도가 인간에게 거저 베푸는 '은총의 선물'을 뜻하기도 한다. 그러나 현재와 같이 왜곡된 카리스마(charisma)의 의미가 우리에게 더 익숙해지게 된 것은 베버가 권위의 정당성을 기준으로 하여 지배의 유형(type of authority)을 전통적 지배(traditional authority), 카리스마적 지배(charismatic authority), 그리고 합법적 지배(legal authority)로 구분한 이후부터이다. 그는 보통의 인간과는 다른 초자연적 · 초인간적 재능이나 힘을 카리스마라 부르고 지배자와 추종자 간의 절대적 신앙을 근거로 맺어지는 지배와 복종의 관계를 카리스마적 지배라고 지칭하였다.

지금은 카리스마가 본래의 뜻과는 약간 달리, '신이 부여한 권능', '전지전능하게 보이게 하는 속임수', '대중을 심복시키는 초인적인 자질', '영도자로서의 영향력이나 매력', '전체를 이끌어나가는 보이지 않는 힘'으로 쓰이고 있다. 한편 '대중에게 개인적인 영향력과 권위를 발휘하는 인간적 매력이나 호소력' 또는 '대중을 좌지우지하는 무형의 지배력'이라는 의미로 쓰이면서 인기 연예인들을 묘사할 때에 쓰이기도 한다.

그런데 하우스(R. J. House)는 카리스마적 리더를 "개인적인 능력에 의해서 부하들에게 특별한 영향을 미칠 수 있는 리더"로 기술하고 있다. 카리스마적인 리더는 극단적으로 존경을 받고, 부하들로 하여금 무조건적으로 복종하고 신뢰하게 하는 지휘자라고 할 수 있다. 하우스는 문헌들이 카리스마적 리더들이 갖추어야 한다고 주장하는 다수의 특성들을 조사하였는데 그 중 중요한 것으로 극단적으로 높은 수준의 자기 신뢰성, 지배성, 그리고 자신의 신념에 대한 도덕성, 정당성의 강한 확신 등을 들고 있다.

리더가 자신에게는 엄격하고, 남을 배려하는 마음이 있고, 매력적이고, 능력이 있고, 성공적이라고 하는 개인적 이미지를 형성해서 이데올로기 목표를 형성하면 부하는 그러한 리더를 좋다고 지각한다. 좋다고 지각함으로써 부하는 리더에 대한 신뢰, 충성, 복종, 절대적 수용, 일체화나 모방, 도전적 목표의 수용을 높인다. 그리고 만약 환기된 부하의 행동이 과업의 요청에 합치된다면 부하의 행동은 효과적인 업적으로 연결되는 것이다.

"리더십은 부드러움으로 강함을 이기는 힘이다"라고 했듯이 강하기만 한 것은 부러지기 쉬울뿐더러 오히려 저항이라든가 적개심을 불러일으킬 수 있다. 그래서 본고에서는 베버가 제시한 '카리스마적 지배'에서 뜻하는 카리스마를 '강한 카리스마(Hard Charisma)'로 명명하는 한편, 본래의 의미, 즉 은혜, 베풂, 섬김, 봉사, 사랑 등을 포괄하는 카리스마를 '부드러운 카리스마(Soft Charisma)'로 명명하기로 하였다. 강한 카리스마적 리더십은 맥그리거(D. McGregor)의 X 이론(Theory－X)과 관련된 것이라면, 부드러운 카리스마적 리더십은 Y 이론(Theory－Y)과 관련된 것이라 할 수 있다. '부드러운 카리스마'는 따뜻한 마음의 카리스마, 사람을 사랑하는 자애로운 카리스마, 섬김으로써 영혼까지 품을 수 있는 카리스마라 할 수 있다. 표 1－14에서 강한 카리스마와 부드러운 카리스마의 특성을 묘사하고 그 대표적 예를 제시해 보았다.

표 1-14 강한 카리스마(Hard Charisma)와 부드러운 카리스마(Soft Charisma)의 특성

강한 카리스마(Hard Charisma)	부드러운 카리스마(Soft Charisma)
영웅적 투사	이해
영웅호걸/거인	배려
강렬한 눈빛	지원
독선	신뢰
맹목적 의식	포용
괴팍한 개성	베풂
유창한 웅변술(달변)	은혜
초인적 호소력과 선동력	섬김
강력한 권위	봉사
강압적 공포 분위기 속에서의 순종	사랑
강요된 숭배	상호존중
강압	비전
통제	감동(감화)

일사분란한 명령 – 복종 체제	온화한 인격과 품성
대표적 예 : 제왕적 리더/조폭 두목형	대표적 예 :
징기즈칸	예수
진시황	부처
알렉산더 대왕	링컨
나폴레옹	간디
히틀러	슈바이처
무솔리니	테레사 수녀
	왕건

이순신 장군의 리더십

일본의 전쟁 영웅 도고(東鄕)는 러일 전쟁에서 승리한 해군 제독으로 일본인들에게 가장 존경받는 군인으로 기억되고 있다. 그런 도고 제독이 이순신 장군에 관해 이런 말을 남겼다.

"나는 영국의 넬슨 제독보다 나을지는 모르나, 조선의 이순신 장군에게는 나을 것이 없다. 나는 일본 정부와 국민의 전폭적인 지지를 받고 출정하였으나, 이순신은 정부와 국민의 지지는커녕 백의 종군하였다. 나는 러시아 함대와 비슷한 규모의 전력을 가졌으나, 이순신은 10%도 안 되는 전력으로 싸웠다. 나는 살아 돌아와 승리의 영광을 한 몸에 얻었으나, 이순신은 자신의 죽음을 숨기면서까지 장렬한 전사로 승리했다."

이순신은 세계 해군사에 길이 남을 승전보를 보유하고 있다. 23전 23승이란 그의 기록은 불패의 상징으로 영원히 남아 있을 것이다. 이런 불패의 기록을 남긴 이순신의 리더십은 무엇일까? 이순신에게는 노심초사, 유비무환의 리더십이었다. 임진왜란(1592년 4월 13일)을 하루 앞두고 거북선 건조를 완성시킨 이순신의 첫 해전은 1592년 5월 7일의 옥포해전이었고, 두 번째 해전은 1592년 5월 29일의 사천해전이었다. 당시의 조선 수군이 가지고 있었던 군함은 '판옥선'이었다. 판옥선은 평자형의 안정성 있는 바닥으로 건조되었고, S자 형의 나무못 사용으로 충돌 등 충격에도 나무 결이 상하지 않아 해수가 들어오는 것을 방지할 수 있도록 설계되어 있었다. 또한 안정성이 있는 바닥은 배의 부양구조를 튼튼히 하여 천자총통(해전용 원거리 대포)을 실을 수 있었다. 때문에 이순신은 천자총통을 실은 거북선을 만들 때, 판옥선의 기본 구조를 그대로 사용할 수 있었다.

이와는 달리, 당시의 왜군이 가지고 있었던 '아케다(安宅)'는 배 밑이 좁아 속력은 더 낼 수 있었지만, 구조적으로 견고하지 못하여 원거리를 쏠 수 있는 대포를 실을 수 없었다. 그리고 쇠못의 사용으로 배가 충격을 받으면 유격이 생겨 물이 새는 단점이 있었다.

당시의 군함 건조 기술은 일본보다 조선이 한수 위였다. 그러나 육지전에서는 조선의 육군은 왜군이 보유한 조총에 대항할 수 있는 무기가 전혀 준비되지 않았다.

때문에 일시에 왜군의 제1진은 평양까지 진격하였고, 제2진은 두만강까지 진격하였던 것이다. 육지전에서 조선군이 연전연패를 당하고 있을 때, 이순신이 해전에서 연전연승을 할 수 있었던 것은 전쟁에 투입할 군함의 준비와 이를 활 용할 수군의 훈련을 미리 준비하였기 때문이다.

이순신은 실사구시의 현실적 전략과 통찰력의 리더십을 발휘하였다. 이순신의 독창적인 전략전술은 학익진(鶴翼陣)과 일자진(一字陳)을 자유자재로 구축함으로써 전술에서 왜군을 제압할 수 있었다. 그는 왜군의 병력과 보급물자의 차단이 전쟁에서 승리를 가져올 수 있는 요소임을 파악하고, 실제 전투에서 침입군의 후속 병력과 보급물자를 차단하는 전술을 세웠다. 이순신은 학익진으로 적선을 유인하여 대승을 거두었고, 결국 일본군은 후속병력을 상륙시키지 못하여 조선 반도에서 병력을 퇴각시켜야만 하는 난관에 떨어졌던 것이다.

이순신은 아주 작은 가능성이라도 찾아나서는 불굴의 긍정적 리더였다. 1596년 2월 26일 한양으로 압송되어 투옥되었다가 그 해 4월 1일 감옥에서 나오자마자 도원수 권율 아래에서 백의종군 하였고, 1597년 8월 3일 삼도수군통제사로 재임명되어 수군에 복귀하였을 때 그의 눈앞에는 판옥선 12척이 전부였다. 하지만 이순신은 이길 수 있는 가능성을 찾아 나섰다. 결국 조류의 흐름이 가장 빠르고 바다 밑 암초로 가득 차 있는 명량으로 적선을 유인하여 22번째 승리를 거두었다. 그리고 1598년 11월 19일 노량해전에서 23번째의 승리와 함께 전사하였다.

이순신이 무적함대를 만들 수 있었던 것은 단순히 그의 애국심이나 남다른 지혜가 전부는 아니었다. 당시로서는 상상할 수 없는 신개념의 수군을 만들어 훈련시켰고, 마침내는 선진적이고 경쟁력 있는 세계 최고의 수군을 만들었던 것이다. 그가 수군들에게 강조한 것은 "아무리 어려운 위기에서도 항상 작은 가능성은 있는 법, 그 가능성을 찾아내고, 그것을 확대시키는 능력과 노력을 투입하라"는 것이었다.

이순신은 최대의 위기에서도 작은 가능성을 찾아나서는 긍정의 화신이었던 것이다. 그는 그의 부하들에게 늘 이렇게 말했다.

"집안이 나쁘다고 탓하지 마라" "좋은 직위가 아니라고 불평하지 마라" "기회가 주어지지 않는다고 불만 갖지 마라" "윗사람이 알아주지 않는다고 불만 갖지 마라" "자본이 없다고 절망하지 마라"

이순신은 12척의 판옥선으로 왜선 133척과 맞서는 명량해전을 앞두고, 수군들에게 승리의 의지를 다질 수 있도록 그 유명한 격려 연설을 하였다.

"싸움에 임해 죽고자 하면 반드시 살고, 살고자 하면 반드시 죽는다."

이순신은 그의 부하들에게 동기유발을 하고, 목적의식을 분명히 갖게 하여, 이를 악물고 상황을 극복하는 데 스스로 다짐을 하도록 하였다. 수군들에게 항상 자신을 섬기고, 남을 자신처럼 섬기는 사람이 되도록 격려하였다. 이순신의 수군들은 위기의 상황에서나 즐거운 상황에서나 일심일체의 공동체 의식을 가지고 상황에 대처할 수 있었던 것이다.

〈출처 : 김진수, 선비의 리더십, 열린창고, 2007, pp.120–126.〉

현대에도 통하는 이순신 장군의 6가지 리더십

- 충효정신으로 무장된 리더십 – 부모에 효도하고 국가에 충성한다. 그는 난중일기에서 항상 노모를 생각하고 전장의 장수로서 부모님을 잘 모시지 못함을 안타깝게 생각하는 점을 기록하고 있고 노모 역시 나라의 큰 장수로서 국사가 우선이라는 큰 어머니의 모습을 보입니다. 또한 그의 충성심에 대해서는 살신성인 정신으로 왜군을 맞아 목숨을 바쳐 전승에 가까운 전적을 이끌어 낸 점으로 충분한 증명이 됩니다.
- 충(衷)심으로 최선을 다하는 리더십 – 사즉생 생즉사의 자세로 책무에 임한다. 그는 명량해전에서 임진왜란 사상 가장 열악한 상태의 13척의 전함만으로 10배가 넘는 왜수군 전함들과 대치하면서도 결코 포기하지 않고 사즉생 생즉사의 자세로 스스로 선봉이 되어 전투를 지휘하여 물리친 사실은 너무도 유명합니다.
- 살신성인의 리더십 – 목숨을 바쳐서라도 외(外)적을 물리친다. 마지막 전투인 노량해전에서 퇴각하는 왜군을 끝까지 쫓아서 원수를 박멸하다 전사한 점은 그야말로 목숨을 바쳐 살신성인한 것 입니다.
- 유비무환의 리더십 – 항상 위험을 대비한다. 이순신은 율곡의 10만양병설 주장에도 무감각한 선조의 조정과 달리 임란 1년 전에 전라좌수사로 부임한 이후부터 꾸준히 전략에 대비한 실전수군훈련을 하고 있었기에 첫 해전인 옥포에서 대승을 거둘 수 있었던 점은 비교적 많이 알려진 사실입니다.
- 능력위주 인사정책의 리더십 – 실력을 가다듬고 배양하는 자를 중용한다. 많은 사람들은 거북선을 이순신 장군이 개발한 것으로 알고 있지만 사실은 군전함개발에 일생을 바친 나대용의 개발안을 받아들여서 만든 것입니다. 나대용은 이순신의 중용을 발판으로 삼아 임란 후에도 창선과 쾌속선인 해추선을 개발하여 조선수군의 전력향상에 기여합니다. 능력위주의 인사를 한 증거입니다.
- 신기술 개발의 리더십 – 새로운 무기와 창조적인 진법을 응용하고 개발해서 전력의 우위를 확보하기 위해 노력한다. 장군이 나대용을 중용해 개발한 개량형 신무기인 거북선은 잘 알려져 있으며 또한 한산대첩은 임진왜란 3대 대첩은 물론 우리 역사에서도 살수대첩, 귀주대첩과 더불어 3대 대첩이며 무엇보다 세계 4대 해전에 들어가는 유명한 전투를 승리로 이끈 것인데 이 전면전을 대승으로 이끌며 세계 4대 해전에 포함될 수 있었던 이유는 이전까지는 해전의 양상이 함선끼리의 격파와 적의

함선에 상륙해 육박전을 벌이는 형태였지만 장군은 임진왜란에서 대포를 함선에 장착해 해전을 정밀한 포격전 위주로 전개하였을 뿐만 아니라 육전에서 주로 쓰이던 학익진을 해상에 응용해서 진법과 포격술의 유기적인 사용으로 대승을 거두었고 이것이 세계 해전사에서 큰 인정을 받은 것입니다.

결국 이전에 사용되던 무기와 전술을 답습하지 않고 신기술 신전법을 응용하고 개발하여 임진왜란에서 전승에 가까운 전적을 기록하는 승장이 될 수 있었던 것입니다.

지도자의 원칙과 자세는 고대나 중세, 현대의 시대의 흐름에 따라 변하지 않습니다. 다만 사물에 대한 가치관의 변화와 첨단기술의 발달이 시대의 변화를 타는 것일 뿐입니다. 위의 6가지의 리더십은 현대 리더에게도 모두 해당된다 할 것입니다.

〈출처 : 네이버 파워 지식〉

11) 슈퍼 리더십

오늘날 새로운 패러다임의 리더십으로 제시한 것이 슈퍼 리더십이다. 이것은 리더가 부하들이 스스로 비전을 가지고 자신의 능력을 뛰어넘도록 자기 자신을 이끌어 나갈 수 있게 돕는 수준 높은 리더십이다. 슈퍼 리더는 탁월한 추종자를 창조한다. 앞에서 제시한 유형의 리더는 '나를 따르라'고 명령하고 지시하는 유형의 리더십이지만 슈퍼 리더십은 리더가 추종자에게 '자발적으로 가도록' 유도하는 리더십이다.

여기서 '슈퍼(Super)'란 어떤 것을 뛰어나게 하는 지혜나 능력을 가리키는 말인데, 자기 주위에 있는 사람들이 자신들의 능력을 이끌어내도록 도움을 줌으로써 슈퍼 리더가 된다. 그리고 슈퍼 리더는 다른 사람들의 강점을 신장시킴으로써 자신의 강점을 다각화시킨다. 그래서 슈퍼 리더는 부하들의 솔선 주도(follower initiatives), 자기 책임(self–responsibility), 자신감(self–confidence), 자기 스스로의 목표 설정(self–goal–setting), 긍정적인 기회적 사고(positive opportunity thinking) 그리고 자기 스스로의 문제 해결(self–problem–solving) 등을 고무한다.

슈퍼 리더십 시각은 영웅적 리더십을 초월한 개념이다. 과거 리더십의 경우 각광은 리더가 받으나 슈퍼 리더십의 경우 각광은 부하가 받는다. 그래서 부하들은 이례적인 헌신과 자신들의 일에 대한 주인의식을 경험하게 된다.

슈퍼 리더가 추종자로 하여금 자발적으로 리드하도록 만드는 비결로 다음과 같은 7단계 사회 학습 이론이 있다.

제1단계 리더는 비전을 설정하고,

제2단계 자신과 추종자들을 위해 목표를 설정하며,

제3단계 목표를 달성하는 데 도움이 되는 좋은 방법을 강화한다.

제4단계 필요시 건설적이고 합당한 꾸지람을 하고,

제5단계 변화를 관리하고 촉진하며,

제6단계 '나는 할 수 있다'는 자기 신념을 심어줌과 동시에

제7단계 적절한 모델을 사용하여 효율적으로 교육시킨다.

12) 창조적 리더십

조직은 환경과 상호 작용하는 오픈 시스템으로 환경 안에서 활동하고 생존한다. 조직이 환경 안에서 존속 발전하기 위해서는 조직은 환경의 변화와 함께, 또는 시간의 경과와 함께 변화하는 조직참가자의 욕구와 선호를 만족시키기 위한 조직의 활동 영역을 확대하거나, 새로운 활동 영역을 창조하는 것이 필요하다. 그러기 위해서는 조직에서 리더가 어떻게 사람들의 대립되는 욕구나 선호를 조정하고 통합해서 환경 안에서 생존하는 활동 영역을 창조하는가, 또는 조직의 가치를 변혁하거나 창조하는가, 어떻게 새로운 의미를 형성하는가라는 점을 분석하는 것도 필요하다.

특히나 오늘날처럼 기술 혁신의 진전이 격심하고 사람들의 가치관도 다양화되어서, 다의적이고 혼돈된 환경 안에서 환경이나 조직사항을 해석하고 의미를 형성하는 조직으로서 리더가 새로운 가치를 창조하는지를 해명하는 것은 중요한 일이다. 조직은 그 리더가 다의적이고 혼돈된 상황을 해석하고 그것을 구성원들에게 의미를 부여하여 구성원들 사이에 의미 또는 가치의 공유화를 도모함으로써 조직의 독자적인 가치 체계나 문화를 형성한다. 그리고 리더가 구성원 사이에 공유되는 의미나 가치체계를 구축하고 발전시킬 수 있는지의 여부가 조직의 성패와 결부된다. 따라서 리더십의 유효성 해명을 위해서는 리더가 어떻게 다의적이고 불확실한 환경을 해석하고 의미를 부여해서 그

것을 구성원들 사이에 공유시키고 조직으로서 새로운 가치를 창조하여 조직이 적응하는 환경을 창조할 것인가 하는 측면들을 분석하는 것도 필요하다. 리더십에서 창조성의 중요성은 이미 버나드(C. I. Barnard)에 의해서 도덕적 창조성의 문제로 지적되었다. 그는 조직이 인간의 대립되는 사고나 감정의 구체적인 통합물로 존속하기 위해서 조직은 그러한 대립, 갈등을 조정하고 통합하고 도덕적 창조에 의해 도덕적 제도로서 확립되어야 한다고 말했다. 버나드는 "조직 도덕의 창조야말로 개인적인 관심 또는 동기가 가지는 사이가 벌어지려는 것을 극복하려는 정신이다. 이러한 최고 의미의 리더십이 없다면 조직에 내재하는 여러 어려움들을 극복할 수 없다"라고 말하고 조직의 존속을 위해서는 창조적인 리더십이 필요하다고 말하고 있다.

지금까지 살펴본 다양한 형태의 리더상은 상황에 따라 성공적으로 또는 효과적으로 발휘될 수 있는 상황적합적 리더십 유형이라 할 수 있지만 이러한 다양한 리더의 능력과 특성 및 자질을 조화롭게 아우르는 새로운 리더십의 패러다임이 변혁적 리더십이라 할 수 있다.

13) 변혁적 리더십

1978년 정치학자인 번즈(Burns)가 처음 사용한 변혁적 리더십(transformational leadership)이란 용어는 현대와 같은 치열한 경쟁 환경 속에서 생존하기 위해 기존의 리더십보다 효과적인 리더십을 요청하는 시대의 흐름에 부응해서 형성된 개념이다.

번즈는 거래적 리더십(transactional leadership)과 변혁적 리더십(transformational leadership) 두 가지 형태로 나누고 변형적 리더십의 중요성을 강조했다. 두 리더십은 서로 아주 다른 특성을 가지고 있다.

번즈는 변혁적 리더십이란 "리더와 부하 간에 동기부여와 도덕성을 서로 높이는 과정, 곧 리더가 부하의 잠재적 동기를 인식하고 고양의 관계를 통해 리더와 모두의 욕구와 가치관을 실현시키는 도덕적이고 역동적인 리더십이다"라고 하였다. 또한 바스(Base)는 "변혁적 리더십이란 리더가 부하의 현재적 자기 이해에 부응하는 대신에 부하로 하여금 집단의 이익을 위해 자기 이해를 초월하고 결과에 대한 문제인식을 증가시켜 자기실현과 성장의 욕구를 증가

시키는 방향으로 구성원의 이해를 확장시키려고 노력하는 것이다"라고 정의하고 있다.

바스(B. Bass)는 변혁적 리더십을 구성하는 세 가지 요소를 카리스마, 개인적 고려, 지적 자극으로 설명하고 있다. 그에 따르면, 변형적 리더는 이들 세 가지 요소를 사용하여 현재의 목표를 달성하고 미래에 좀 더 높은 수준의 목표를 성공적으로 달성할 수 있도록 부하에게 자신감을 부여한다고 설명하고 있다.

거래적 리더십이란 개인이 가지고 있는 가치 있는 어떤 것들을 교환할 목적으로 접근할 때 발생한다. 즉, 지도자가 자기가 가지고 있는 어떤 가치 있는 것을 추종자가 가지고 있는 가치 있는 어떤 것과 교환하여 빨리 거래이익을 취하고자 하는 리더십이다. 종래의 거래적 리더십은 리더에게 부하가 순응하고 이에 대한 대가로 리더는 부하에게 보상을 제공하는 리더와 부하 간의 교환관계에 초점을 두며, 대부분 처벌의 사용을 통해 이루어지므로 상대적으로 효과성이 낮을 수 있다고 지적된다. 이는 정직성이나 공정성, 책임, 상호교환 등의 가치가 관련되어 부하들의 개인적인 이익에 호소함으로써 부하들을 동기유발하여 그들이 노력한 결과로서 얻어진 과업과 성과에 따른 보상을 해주고 또 부하들의 잘못과 규칙 위반 등을 지켜보고 나서 수정 조치하는 예외관리를 하는 것이다. 경영자가 노동자들을 고용하여 일을 시키고 그 대가를 지불하는 거래 틀 속에서 적은 비용으로 최대의 거래이익을 낸다는 단순 목표 아래 리더십을 발휘하는 것이 대표적인 보기이다. 경영자의 자금과 노동자의 노동력이 서로 거래 되는 것이다. 거래적 리더가 관심을 두어야 할 것은 단기적인 효율성과 타산이다. 이러한 리더십은 종래 우리 주변에서 가장 많이 보아왔던 리더십 유형이다.

이에 반해 변혁적 리더십은 추종자의 신념, 욕구, 가치를 바꾸는 것과 연관된다. 이것은 추종자에게 단순히 복종할 것을 요구하는 이상의 것이다. 그에 따르면 변혁적 리더십은 추종자를 지도자로, 지도자를 사기 진작자로 변혁시키는 상호 자극 촉진적 결과를 가져온다. 나아가 이 리더십은 생산 메커니즘과 시장 메커니즘 그 자체를 변화시키고, 노동 그 자체를 변형시켜 나가는 매우 진취적이고 변혁적인 것이다. 이 리더십은 틀 자체를 변화시켜 새로운 기회를 창출한다. 따라서 변혁적 리더가 관심을 두어야 할 것은 장기적인 효과와 가치의 창조이다.

리더십 조사 연구가인 바스(B. Bass)는 이러한 번즈의 아이디어를 조직 관리에 적용했다. 그는 거래적 리더십을 업무성과의 양과 질을 조금씩 개선하는 방법, 한 목적을 다른 목적으로 대체하는 방법, 특정행위에 대해 저항을 감소시키는 방법, 결정을 수행해 나가는 방법 등을 고려하고자 할 때 사용했다. 그러므로 이것은 소집단 유형에서 대표적으로 나타난다. 그러나 변혁적 리더십은 이와는 달리 동료, 부하, 고객, 조직성원 등으로 하여금 결과와 문제에 대해 더욱 의식하도록 한다. 의식향상은 야망, 자신감, 내적 강인성을 갖게 한다. 바스(B. Bass)는 변혁적 리더십에는 카리스마가 중요한 부분이 된다고 했다. 그는 미국의 자동차 회사인 크라이슬러를 성공적으로 이끌었던 CEO인 아이아코카(Lee Iacocca)를 야망과 카리스마를 가진 변혁적 지도자의 대표로 꼽았다. 그는 또한 이러한 리더십은 조직의 상층부뿐 아니라 경영자가 변혁의 필요성을 이해하고 기회를 주고자 한다면 조직 어디에서든지 일어날 수 있다고 보았다. 그는 군조직의 한 상사가 자기의 부대를 매우 충성심이 강한 군인들로 변혁시킬 수 있는 경우를 인용하고 있다. 기존 규범에 영합하거나 그것을 수용하는 것이 아니라 바르고 좋다고 생각하는 것을 성공적으로 주장하는 조직이 변화와 더 높은 수준의 경쟁에 직면할수록 변혁적 리더십은 조직의 성공에 매우 중요한 요소가 된다.

변혁적 리더십에 대한 동양적인 가치 기준과 패러다임으로 접근하자면, 대학(大學)의 8조(八條), 즉 "格物致知誠意正心, 修身齊家治國平天下"해야 하고, 신언서판(身言書判)을 바로 세움으로써 부하로부터 존경과 신망을 받을 수 있어야 한다. 또한 공자의 덕치사상과 맹자의 왕도 정치사상에 기초하여 살펴본 유학에서 말하는 리더십은 인(仁) · 의(義) · 예(禮)를 실천하는 것이다. 이는

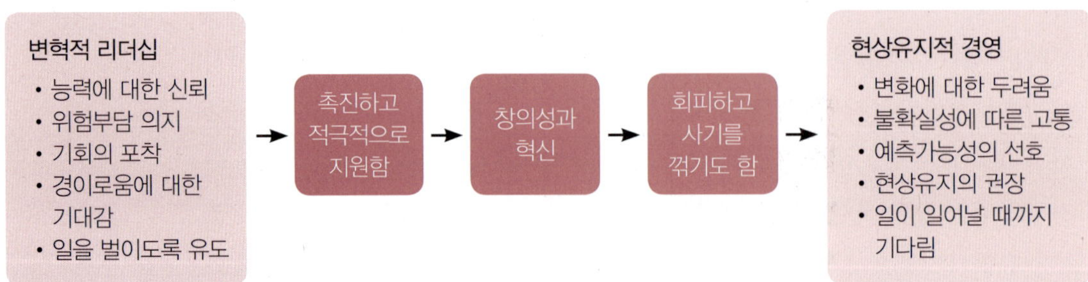

그림 1-9 변혁적 리더십 대 현상 유지적 경영

부하를 다스리는 데 규제나 형벌 또는 손익 같은 수단을 사용하기보다는 솔선수범 하여 덕을 쌓고 인을 베풀며 예로써 대함으로 부하들로 하여금 자발적으로 따라오도록 만드는 것에 초점을 두고 있다. 병가사상에서도 장수가 갖추어야 할 자질로 지(智) · 신(信) · 인(仁) · 용(勇) · 충(忠) · 덕(德) 등을 제시하고 있는데 이 또한 역시 솔선수범하고 부하와 동고동락하면서 부하의 신뢰를 끌어내는 것을 강조한다.

요컨대 변혁적 리더십은 변화와 변혁, 그리고 혁신에 초점을 두는 새로운 지도자 정신으로 리더십의 새로운 패러다임을 통합적으로 모색하려는 노력이라 할 수 있다.

표 1-15 변혁적 리더십의 행동 요인

카리스마 (charisma)	카리스마는 변혁적 리더십의 중심적 구성요소를 이루는 것이다. 부하의 요구나 가치 또는 조직의 질서를 변혁하는 힘이 되는 것이 카리스마적 리더십인 것이다. 베버에 의하면 카리스마는 창조적, 혁명적인 힘이다.
개인적 고려 (individual donsideration)	부하들이 개인적 성장을 이룩할 수 있도록 그들의 욕구를 파악하고 알맞은 임무를 부여하여야 한다.
지적 자극 (intellectual stimulation)	부하들이 상황을 분석하는 데 있어서 기존의 합리적 틀을 뛰어넘어 보다 창의적인 관점을 개발하도록 격려한다.
공감대 형성 (empathy)	공감이란 자신을 다른 사람의 처지에서 생각하고 그 사람의 느낌을 직관적으로 이해하는 능력이다(易地思之). 그 사람의 눈으로 보고,그 사람의 감정을 느끼는 능력이다. 다른 사람의 말에 귀 기울일 수 있고, 다른 사람의 가슴 속으로 들어가는 것이다. 리더십은 사람의 마음을 움직이는 것이고 리더십은 곧 공감 능력이다.
최고의 동지들과의 파트너십 (partnership)	최고의 유능한 동지나 참모들을 평생 동지나 평생 친구처럼 그들의 조언과 헌신을 효과적으로 활용할 수 있어야 한다.
섬김과 청지기 (servant & stewardship) 의식	신뢰를 바탕으로 상대방을 먼저 섬기고자 하는 인간의 자연스런 욕구를 업무현장의 리더십 발휘에 적용한 것이다.
비전 제시 (vision casting)	비전을 제시하고 그것을 만인의 꿈으로 만들 수 있어야 한다. 리더가 제시하는 비전의 핵심은 바로 제대로 된 비전 설정과 비전 공유이다. 비전의 설정과 공유가 제 기능을 발휘할 때, 좋은 성과를 창출할 수 있다.
현장주의 (MBWA : Management By Wandering Around)	사무실에 앉아서 보고를 받거나 서류들만 뒤져보는 것이 아니라, 현장에 나가 눈으로 상황을 직접 확인하고 현장의 생생한 목소리를 들으면서 고객은 물론 직원들과 호흡을 함께 하며 살아있는 정보를 통하여 상황판단을 하고 의사결정을 내리는 것이다.

바스는 변혁적 리더십을 구성하는 세 가지 요소로 카리스마, 개인적 고려, 지적 자극을 제시한 바 있다. 그에 따르면, 변혁적 리더는 이들 세 가지 요소를 사용하여 현재의 목표를 달성하고 미래에 좀 더 높은 수준의 목표를 성공적으로 달성할 수 있도록 부하에게 자신감을 부여한다고 설명하고 있다.

본서에서는 변혁적 리더십의 행동요인들로 바스가 제시한 위의 세 가지 요소 외에 다섯 가지를 더 추가하여 표 1-15와 같이 정리하였다.

14) 셀프 리더십

(1) 셀프 리더십의 개념과 정의

리더십에 관한 정의와 관점의 차이는 영향력을 발휘하는 주체와 대상이 누구인가? 영향력을 발휘하는 목적과 이유가 무엇인가? 영향력을 발휘하는 방법이 어떠한가에 의해 다양하게 표현될 수 있다.

셀프 리더십(self leadership)이란 개인이 스스로 목표하는 바를 이루기 위해 스스로 동기를 부여할 수 있는 행동을 발견하고 긍정적인 마음으로 자기주도, 자기 동기유발을 통하여 스스로에게 영향력을 미침으로써 건설적인 사고를 할 수 있도록 생각을 통제하고 변화시키는 것이다.

(2) 셀프 리더십의 핵심전략

개인 유호성에 긍정적인 영향을 줄 수 있도록 설계된 셀프 리더십은 행동중심적 전략과 인지적 전략 유형으로 구성되어 있다.

가) 행동중심적 전략

인간은 환경 속에서 영향을 주고받으며 살고 있음을 전제하고 의사결정 시 행동을 관리하고 통제하는 능력으로 다음과 같이 구성된다.

① 자기목표설정(self–goal setting)
② 자기관찰(self–observation)
③ 예행연습(rehearsal)
④ 자기보상(self–reward)
⑤ 자기처벌(self–punishment)
⑥ 자기단서(self–wing)

표 1-16 셀프 리더십의 행동전략

자기 목표 설정	과제를 달성하거나 행동을 변화시키기 위해서는 빠르게 성취할 수 있는 하위 목표를 포함한 구체적이고 현실적 목표를 설정함 예) "오늘은 보고서의 첫 페이지를 작성하겠다." not 'may be', but 'will'
자기 관찰	스스로를 맡아서 하는 전략은 스스로의 관찰에서 시작함. 따라서 자신이 무엇을 했으며 다른 사람들은 어떻게 반응을 보였는지를 알기 위해 자신이 표적으로 삼고 있는 자신의 행동을 모니터 함. 자기 자신의 행동변화에 대한 이해를 높이는 전략. 예) 다른 사람이 싫어하는 어떤 것을 자신이 이야기 할 때마다 이를 파악함. 다른 사람이 언제 가장 호의적으로 반응하는지를 알기 위해 아이디어를 전달하는 상이한 방법을 시도함
예행 연습	목표달성 행동을 실행하기 위해 작업 활동을 실제로 수행하기 전에 기술을 향상하고 자신감을 쌓기 위해 스스로 연습함 예) 거울 앞에서 녹음기를 가지고 발표연습을 함
자기 보상	어떤 일을 올바르게 해낸 데 대해 스스로 칭찬하고 어려운 과제의 완성이나 목표달성에 대해 자기가 가치 있게 여기는 것에 대해 스스로 보상함(신체적, 정신적 보상). 업무의 본질적 보상을 생각하고 업무의 즐거움을 확인하거나 업무의 즐거운 부분에 초점을 맞춤. 지속적인 노력을 할 수 있게 스스로에게 동기 부여하는 전략 예) 극장에 가거나 자신이 원하는 것을 구매함
자기 처벌	부적절한 행동을 하거나 바람직하지 못한 방법으로 행동한 경우에는 자기비판이나 자기처벌을 사용함. 자기반성적 전략으로 자신에게 객관적이고 올바른 피드백을 주는 것 예) 부주의한 실수를 저지르면 이를 바로잡기 위해 여분의 시간을 더 일함
자기 단서	자신의 바람직한 활동을 촉진시키기 위해 인접한 물리적 환경에 있는 단서들을 설치하거나 재배열함. 바람직하지 못한 행동을 조장하는 단서를 제거하고 바람직한 행동을 조장하는 단서를 대체함 예) 보고서 작성에 방해를 받지 않는 조용한 장소로 이동 즉석식품을 먹는 유혹에 빠지는 것을 피하기 위해 건강식품만을 구매 자신이 해야 할 일을 기억하도록 메모하기

나) 인지적 전략

상징적 메커니즘이나 간접적 경험을 통하여 학습하고 경험하는 능력으로 건설적 사고전략과 본질적 보상 전략으로 세분화된다.

(가) 건설적 사고 전략

개인의 정신적 심상(자기암시, 자기관찰)과 자기 대처라는 인지적 전략을 사용하여 스스로에게 영향을 줄 수 있고 스스로를 리드할 수 있게 된다. 또한 일과 활동에 긍정적으로 영향을 줄 수 있는 사고방식과 사고의 패턴을 형성 또는 수정하는 전략이다. 즉, 자기의 생각을 바람직한 방향으로 수정하고 올바른 사고를 할 수 있도록 하는 데 초점을 둔다. 구체적으로 방법에는 가정 분석, 자기대화, 성공적인 수행 상상하기 등이 있다. 신념과 가치관의 관찰기법은 자신의 역기능적인 신념과 가정을 합리적이고 기능적으로 변화시키는 전략이다.

언어반복에 의한 자기암시법은 어려운 상황에서 자기 자신과 긍정적으로 대처하는 전략을 의미하고, 상상에 의한 자기 암시법은 실제로 수행하기 전에 미리 머릿속으로 어렵고 힘든 일을 극복하고 성공적인 수행을 상상하는 전략이다.

(나) 본질적(자연적) 보상 전략

내재적 동기 이론 관점에서 우리가 좋아하는 활동이나 직무로 행함으로 얻는 즐거움이다. 또한 자신이 하는 일과 행동의 즐거움 측면으로 동기화 되고 그런 일과 행동 그 자체가 주는 보상으로 강화하는 것으로 자신에게 기쁨을 주는 활동이나 내용을 자신의 일에 도입하거나, 일의 좋은 측면에 초점을 낮추는 것을 의미한다.

본질적 보상 전략은 과업이나 활동과제로부터 보상을 받고 동기부여 되는 상황을 고안하는 전략으로 작업 상황 선택 전략과 과업 재설계 전략으로 나눠질 수 있다.

① 작업상황 선택 전략

이 전략은 물리적 환경이 성과에 미치는 본질적 영향력을 높이도록 작업환경을 선택하는 것이다. 또한 자기 스스로 통제(선택)함으로써 자기 결정감이

향상되고 건강(목적)에도 도움이 될 것이다. 즉 동기부여와 성과에 긍정적 영향을 미칠 것이다. 예를 들면,

- 장거리 선수가 전통적인 트랙보다 쾌적한 주변 환경에서 달리는 것을 선택하는 것
- 도전적 지역을 성공적으로 주파하는 것
- 고정적인 회의실보다 다른 곳에서 회의를 개최하는 것
- 자신의 신체리듬이나 심리적 선호에 맞게 작업 진행순서, 근무 교대 배치표를 작성할 수 있는 재량권을 부여하는 것

② 과업 재설계 전략

어떤 활동이 자신에게 본질적 보상을 제공하는지 발견하고 활동 가능한 과업 프로세스로 구축하는 것이다. 예를 들면,

- 새로운 업무 프로세스를 메모로 설명할 것인가, 만나서 설명할 것인가 선택하는 것

자기 주도적 직무 특성 접근은 겉보기에 단조롭고 지루한 것 같이 보이더라도 긍정적 정신적 노력을 기울이고 거기서 즐거운 감정을 향유할 수 있도록 과업을 재설계할 수 있는 여지를 가지고 있다.

과업 재설계는 단기적 시간과 장기적 시간에서 생각할 수 있다.

단기적 시간을 현재의 직무 자체에 대한 내재적 보상을 느끼도록 만드는 것으로 일의 내용과 일하는 방법을 바꾸는 것이다.

장기적 시간은 여러 해 동안 걸쳐 일의 성질을 변화시켜 더 많은 내재적 보상을 느끼도록 만드는 것이다. 예를 들어, 현직을 사임하고 다른 일자리를 구하는 것이 해당된다.

내재적 보상을 찾는 또 다른 방법은 과업을 수행하는 동안 생각하는 방식에 집중하는 것이다. 모든 직무는 바람직하고, 바람직하지 않는 요소 모두를 가지고 있다. 정신적 에너지가 업무의 불쾌한 측면(압력, 불확실성)에 초점을 맞추면 그 업무 과정은 비호의적 경험이 되나, 바람직한 요소(도전, 학습, 다양성)를 사람의 정신적 에너지에 초점을 두면 동기부여의 잠재력이 구축 될 수 있다.

15) 이슈 리더십

한국적 특성을 반영한 한국학자 백기복에 의해 정립된 이론이다.

이슈 리더십에서는 주어진 상황에서 중요하다고 판단되는 이슈를 창안해내고 구성원에게 그 중요성을 설득하여 동참과 몰입을 이끌어내어 창안된 이슈가 성공적으로 실천되도록 조직 내 시스템을 구성하는 것이다. 즉 이슈 리더십은 백기복(2000)에 의하면 '이슈를 창안 또는 수용하여 오디언스와 함께 성과를 도출하는 순환 과정'이다.

(1) 이슈 리더십 이론의 배경과 개념

이슈 리더십은 다음과 같은 4가지의 차원에서 도출되었다.

첫째, 기존 리더십 이론들의 한계를 극복

둘째, 지식중심 사회의 특성에 맞는 새로운 리더의 역할을 정립한다는 입장

셋째, 관련된 기존 문헌들과의 관계를 명확히 함

넷째, 성공했던 리더들의 사례로부터 공통된 성공요인들을 찾아내어 수용

즉, 자발적 추종, 기대역할, 전 방향 영향력, 이슈 매개, 성과중심, 추종자 몰입, 장기적 경주 등을 전제로 제시하였다.

기존의 리더십 이론들과 '이슈 리더십'의 다른 특징

첫째, 이슈 리더십에서는 직급이나 나이에 관계없이 창의적이고 핵심적인 이슈를 창안해 내는 사람이 리더가 된다.

둘째, 리더는 고정되어 있지 않고 이슈에 따라 바뀐다.

셋째, 이슈 리더십은 개인의 문제이면서 동시에 조직의 문제

넷째, 이슈 리더십 이론은 계층에 관계없이 적용할 수 있다는 특징이 있다.

이슈 리더와 오디언스의 관계 = 개인분담의 관계, 파트너의 관계이며 상하의 관계가 아니다. 그러면 리더는 어떤 이슈를 통하여 주변 사람들(즉 오디언스)의 주의를 얻고 동참을 확보해 성과를 창출하는가?

이슈 리더십을 명확히 이해하기 위해 오디언스와 이슈에 대한 개념을 알 필요가 있다.

첫째, 오디언스란 이슈 추진에 동참하고 몰입하는 대상자들이라고 말할 수 있는데 기존의 리더십은 리더나 비리더의 관계를 리더와 추종자, 상사와 부하

등 2분법적 관점으로 관계(relation)로 설명하지만 이슈 리더십에서는 '이슈'를 중심으로 구분하고 있다. 이때 이슈를 창안하거나 그 이슈에 대해 가장 잘 아는 사람을 이슈리더라 한다. 그 이슈추진에 동참, 몰입하는 누구라도 오디언스가 될 수 있는 다분법적 개념이다.

둘째, 이슈란 리더와 오디언스와의 관계를 연결하는 모든 것으로서 일상적인 일, 업무, 해결할 문제, 달성할 목표, 전략과제 등 매우 포괄적인 개념이다. 이슈 유형은 중요한 것과 사소한 것, 추상적인 것과 구체적인 것, 현실적인 것과 미래 지향적인 것, 창안된 것과 주어진 것 등이다.

그러므로 비전은 중요하면서도 미래지향적인 이슈, 실천계획은 현실적이고 구체적인 이슈, 전략은 중요하고 전사적인 이슈라 할 수 있다.

수백 편의 리더십 사례들을 수집하여 이들의 내용을 분석한 결과, 성공했던 리더들은 대부분 창의적 이슈를 가지고 도전했던 사람들이었고 그것을 실천하는 강력한 시스템을 가지고 있었으며, 또한 주변 사람들의 이슈에 대한 몰입을 확보했던 사람들이라는 사실을 밝혀낼 수 있었다. 또 제품이나 기술의 혁신은 연구원들의 몫으로 여겨져 왔다.

세종대왕의 이슈 인식과 이슈 추진은 타의 추종을 불허한다. 세종대왕의 주된 이슈는 백성들의 삶의 질을 높이는 것이었다. 세종대왕은 한국인들의 일상 속에 아직도 도도히 살아남아 있다.

아이스너(Eisner)의 새로운 이슈 인식이 쓰러져가던 디즈니를 일으켜 세웠고, 마틴 루터 킹 목사의 핍박받고 의지할 데 없었던 흑인 사회계층에 대한 새로운 이슈 인식과 그의 시스템적 실천이 미국의 역사를 바꾸어 놓았다. 흑인이 자신들의 권리를 찾기 위해서 '행동한다'는 것은 상식적 이슈 인식을 뛰어넘는 선택이었다.

중간 관리자들의 사례도 수백 편 모아 분석해본 결과 유사한 결과가 얻어졌다. 이슈 리더십은 계층을 초월하여 발견할 수 있는 범용한 현상이라고 보여진다.

(2) 이슈 리더십의 세 차원

이슈 리더십의 세 차원은 Pull–Push–Power의 '3P'를 일컬으며 이슈 리더십을 대표하는 명칭으로 통용된다.

가) 리더가 이슈를 제시하여 앞으로 이끌어 나아가려는 시도 = 이슈 Pull

- How보다는 What에 항상 중점
- 아이디어 위주로 교류

나) 이슈추진에 동참, 몰입시키는 노력의 과정 = 오디언스 Push

- 이슈를 패키지화, 신뢰를 구축
- 이슈가 오디언스의 책임영역임을 내세움

다) 효과적인 실천을 위하여 시스템을 구축하는 과정 = 시스템 Power

- 성공적 실천을 위하여 계획하고 전략을 세움
- 지원체제를 점검
- 전 방향 오디언스들의 조정 역할을 수행

이슈 리더십 = 이슈 Pull × 오디언스 Push × 시스템 Power

이들 세 요소는 서로 곱의 관계를 갖는다고 보는 것이 바람직하다. 즉 어느 하나가 0이 되면 전체가 0이 되는 속성을 갖는다.

리더십 사례1

H건설의 예로 공정관리부의 사례로부터 이슈 리더의 전형을 발견했다는 점이다. 부서원이 약 50명 정도 되는데 누구와 대화를 해보아도 자신의 업무에 대해서는 물론 건설업 전체에 대해서 상당한 지식과 정보를 갖고 있었으며 자신감이 넘치고 상호간에 매우 활발한 교류가 이루어지고 있었다. 동반자요 안내자라는 태도를 보이며, 4~5명씩의 소집단으로 묶어 나름대로 이슈를 개발하여 함께 추진하도록 한다. 분기에 한 번씩 발표회도 갖고 모두 PMI(Project Management Institute)라는 학회에 가입하여 정보와 아이디어를 수혈 받고 있다. 누구나, 어느 조직, 어느 팀에서나 마음만 먹으면 바로 실시할 수 있는 매우 구체적이며 실현가능성이 높은 기법이다.

이슈는 리더의 인지구조 속에서 발아되든가 다른 조직원들의 제안을 받아들여 창안된다. 이슈는 그것이 어떤 깊이와 넓이를 갖느냐에 따라 그 참신성과 중요성이 결정된다.

리더십 사례2

러시아 공장을 인수한 한 미국기업이 미국인을 공장으로 파견하면서 소위 참여 위주의 미국식 경영을 선언했다. 공장에는 예기치 못한 사건이 발생했다. 근로자들이 작업을 거부하기 시작했다. 러시아 근로자들은 참여나 제안 등의 활동을 자신들이 맡은 일 이외의 부가적 작업으로 생각했다. 태어나면서부터 분배 위주의 공산주의 사고방식에 젖어있는 이들에게는 이니셔티브나 이슈를 찾아가는 활동 등은 전혀 이해할 수 없는 행동였다. 주어진 것을 하라는 대로 하는 것이 이들에게는 정상적인 '일'의 개념이다. 노동 분론이나 관료주의 신봉자들은 개인에게 그가 해야 하는 일과 일하는 방식까지도 일일이 정해주고 그어준 선을 넘어서지 않도록 감시해야 한다고 주장한다. 분할과 제도주의가 20세기의 경영 논리라면 창의와 이니셔티브는 새로운 21세기의 논리라고 할 수 있을 것이다.

리더십 사례3

징기즈칸은 다양한 출신의 병사들을 천호장, 백호장, 십호장 등으로 시스템화하고 철저히 능력위주의 인사관리를 함으로써 20년이라는 짧은 기간 안에 단 10만의 병사로 중국에서 동유럽에 이르는 거대한 영토를 정복할 수 있었다. 실패하는 기업이나 조직들 대부분은 시스템 비효율과의 싸움에서 패배한 경우들이다. 효과적인 이슈 실천이 가능하도록 시스템 효율화에 항상 많은 노력을 해야 한다. 시스템 효율화와 같이 이슈 리더들이 번창할 수 있는 여건을 조성해주는 것이 경영자의 가장 큰 임무이다.

이슈가 제대로 실천되기 위해서는 실천시스템이 효율적으로 갖춰져 있어야 한다.

기업들이 조직원들의 주된 관심이 어디에 집중되어 있는가를 분석해 보면 그 조직의 힘과 경쟁력이 어느 수준인지를 어렵지 않게 파악해 낼 수 있다.

(3) 이슈 리더십의 유형분석

가) 3P 이상형

조직을 위해 중요한 이슈들을 끊임없이 창안해내고 그의 실천을 위한 시스템을 효율화하며 상 · 하 · 좌 · 우의 오디언스들이 이슈 활동에 적극 동참하도록 이끄는 사람을 이상적인 3P 리더라고 정의할 수 있을 것이다.

세계적으로 급부상하고 있는 정보통신 산업의 성공적 경영자들 대부분이 이러한 이슈 리더십을 활용하고 있다. 인텔(Intel)의 엔디 그로브(Andy Grove) 전 회장, 마이크로소프트(Microsoft)의 빌 게이츠(Bill Gates), 퀄컴(Qualcomm)의 어윈 제콥스(Irwin Jacobs) 등 이 분야에서 성공한 리더를 보더라도 이슈를 무대로 광속의 변화를 주도해 나아가고 있는 것을 발견하게 된다. 이들은 한결같이 이슈의 중요성을 강조한다.

산업의 특성 자체가 과거의 계층구조를 용납하지 않는다. 이슈리더는 정보통신산업에만 국한된 스타일이 아니다. 다양한 산업에서 활용되어 성공하고 있다. 이들은 비전을 문구나 말로 표현하기 전에 현업의 종업원들에게 '자유'를 주고 있다. 에리히 프롬(Erich Fromm)의 말대로 사람들은 태어날 때 자유의지를 타고난다. 그러나 교육과 사회화의 과정은 그들로 하여금 무엇에인가 의존하지 않을 수 없게 만들어 버린다. 이제 자유의지를 살려내어 이슈에 의존하도록 해야 한다. 이슈에의 의존은 스스로의 힘을 키우는 것이요 소위 정상적 인간성을 회복시키는 일이다. 사람이 자산인 우리나라에서 그들의 창의력 말고 의지할 바가 무엇인가? 세종대왕을 3P 리더의 모델로 들 수 있다. 그는 백성과 나라를 위한 수많은 이슈를 만들어 탐구하고 실천한 바 있다. 집현전은 이슈 리더들의 집합체였다. 누구나 자유롭게 이슈를 내고 연구할 수 있는 분위기를 만들어 갔다. 한글을 창제하고 과학적 발명을 하였으며 아악을 정리하고 백성을 위한 프로젝트를 수행하였고 번역 사업을 하였다. 이처럼 3P 리더들이 21세기 포스트 재벌시대의 모델임을 확신한다.

나) 1P 결핍형

(가) 이슈 결핍형

바쁘게 하는 일들 대부분이 시켜서 하는 일이다. 고작 생각한다는 것이 윗사람의 의중을 읽고 미리 챙기는 일이다. 자기가 일을 했다는 느낌보다는 누군가를 잘 보필했다는 주변인으로서의 역할밖에 떠오르지 않는다. 새로운 이슈를 창출해 내는 기능이 퇴화되어 버린다.

이슈 중심의 행동은 입체적 사고의 틀을 전제로 한다. 하버드대 경영대학장인 클락(Kim Clark) 교수도 효과적인 리더의 요건을 세계적 관점, 기업가 정신, 기술 전문성, 시스템 디자인 역량, 교육능력, 기본적 가치 등 여섯 가지로 요약하면서 이슈 창출에 도움이 될 수 있는 인식의 틀의 중요성을 강조한 바 있다.

(나) 몰입 결핍형

좋은 이슈를 창안하고 시스템 효율을 갖추었다고 하더라도 오디언스들의 참여와 몰입을 확보하지 못하면 온전한 이슈 리더라고 볼 수 없다. 특히 오디언스들이 특정 이슈에 대해서 뿐만 아니라 이슈 활동 자체에 대해서 냉소적 자세를 갖는 경우에는 심각한 문제가 아닐 수 없다. 첫째, 이슈를 창안하는 사람의 신뢰에 문제가 있는 경우, 둘째, 이슈의 주제나 이슈 활동 자체에 대한 오디언스들의 이해가 부족한 경우, 셋째, 체계적 저항 때문일 수도 있다.

팀 차원에서도 이슈 몰입은 중요하다. 팀원들이 이슈 활동에 몰입하지 못하면 생명체의 내부 기관들 중 어느 한 곳이 제 기능을 못하는 것과 같다. 그것은 결국 다른 기관들에도 영향을 주며 조직 전체의 생명력을 저하시킨다.

(다) 실천 결핍형

실천 결핍증은 경영자들에게는 치명적인 결과를 가져온다.

기존의 개인 중심적이고 교육 중심적인 리더 육성방법과는 다른 조직 차원에서의 이상적 이슈 리더 육성 프로그램이 필요하다.

다) 2P 결핍형

(가) 이슈 의존형

말로만 모든 것을 하려는 사람으로 몽상가라는 평가를 받는다. 오디언스로부터 신뢰를 잃을 수 있다. 약속이 지켜지지 않았었고 이슈에 대한 책임의식이 없어 시작은 했으나 끝을 보여준 예가 별로 없는 등의 문제점들을 가지고 있다. 리더십 형성에 영향을 미친 요인들로서 부모의 생활방식, 독서, 학교생활, 그리고 감성 발달에 도움을 준 음악 등 성장과정에서의 4가지 요인을 들고 있다. 이런 사람들은 첫째, 작은 이슈를 구축하여 실천과 몰입 확보의 기회를 줌으로써 작으나마 실천과 성공에 따르는 성취감을 맛보도록 하는 것이다. 둘째, 보완적 관계에 있는 다른 사람들과 역할분담을 시키는 것이다. 이러한 개념은 최근에 제기되고 있는 팀 리더십이나 분산된 리더십의 개념과 상통하는 개념이다.

(나) 몰입 의존형(선심형)

관계에 대한 몰입과 시간에 대한 몰입이 있다.

이슈에 대한 몰입이 아니라 관계나 기존의 질서에 대한 몰입을 강조한다. 서로 어울려 잘 지내는 것이 이들의 목적이다.

(다) 실천 의존형(관리형)

다람쥐에게는 지능이 없다. 단지 자기만의 부지런함이 있을 뿐이다. 개인 차원에서는 생활을 위한 돈벌이의 개념만이 존재하는 듯이 생각 없이 닥치는 대로 일을 해나간다. 저돌적, 공격적, 불도저형 등의 평가를 커다란 보상으로 여긴다. 실천 의존형 리더는 여러 가지 문제를 야기한다. 그들이 무엇이 중요한지를 배우기까지에는 많은 비용을 치러야 된다. 오늘의 해답이 내일의 문제가 된다. 조직원들은 임기응변의 조직생활에 능숙해지게 되고 그것이 삶의 방식으로 고착된 자신을 발견하게 된다. 주변 사람들의 의견이나 불평 따위에 연연하지 않는다. 따라서 이런 스타일은 항상 강력한 기강과 규율을 내세워 충실히 주인을 섬기는 일에 만족한다.

라) 3P 결핍형(의문형)

> 첫째, 리디로시의 자격이 미달인 경우
> 둘째, 리더의 자리에 정치적으로 임명된 경우

이슈에 대한 올바른 태도와 정신과 역량이 형성되어 있지 않거나 조직이나 환경으로부터의 자극이 없고 조직의 문화가 정치적 성향을 띠는 경우에 3P 결핍현상이 나타날 수 있다.

이슈 정신은 주도정신을 기반으로 한다. '나부터 하고, 위해서 하고, 찾아서 하는 정신' 이다.

보안적인 스타일끼리 배치해 주고 부족한 부분을 훈련과 상담을 통하여 보완해 주며 출중한 이슈 성과를 내는 사람들에게는 그의 상응하는 보상과 지원을 아끼지 말아야 한다.

목적지와 길을 안내하는 지도나 방향타가 있어야 하며, 엔진이 있어야 하고 운행하는 사람들의 기술과 의지가 있어야 원하는 곳까지 무사히 도착할 수가 있다.

이슈 리더십 모델: 세종대왕십

세종대왕, 그는 한마디로 이슈 리더의 화신이었다. 끊임없이 이슈를 개발하며 집현전을 통하여 연구시키고 또 시스템적으로 연구결과들을 실천해 나아갔다.

그는 우선, 이슈를 개발해 내는 능력에 있는 탁월한 면모를 보여주었다. 그가 22세의 나이에 조선의 4대왕으로 즉위했을 때, 이미 학문적으로 그와 대화가 될 만한 신하들은 두 명(윤회, 변계량) 정도 밖에 찾아 볼 수 없을 만큼 역량이 뛰어난 임금이었다. 따라서 인재육성의 필요성을 느낀 세종은 집현전을 강화하고 학사로 채용을 하면 장기간 근무토록 하여 능력개발과 그의 활용에 온 힘을 기울였다. 최장 근무자는 한글의 창제를 극구 반대했던 최만리로서 22년간 근속하였다. 한글창체를 반대했던 최만리가 최장 근속할 수 있었다는 것은 아이러니컬하다.

주지하다시피 세종대왕은 이 집현전을 통해서 한글을 창제하고 민생현안에 대한 연구를 수행하였으며, 아악을 정리하고 고서를 번역하는 사업을 수행하는 등 많은 업적을 내게 된다. 또한 천문학을 연구하고 과학적 발명을 했던 것도 커다란 업적이라고 볼 수 있을 것이다.

사실, 기능적으로 봤을 때, 집현전은 오늘날의 국책연구소에 해당한다고 볼 수 있다. 이 연구소에는 과연 몇 명의 학사들을 데리고 이 많은 업적을 이룩했던 것일까? 지금까지 문헌에 나타나는 연인원은 96명이다. 100명도 안 되는 인원을 가지고 그렇게 위대한 업적을 이룩했다는 것은 오늘날의 국책연구소의 역량과 비교해 볼 때 많은 것을 느끼게 한다. 이들은 대개 과거 시험에서의 성적과 출신성분을 위주로 선발되었다. 과거시험의 문과에서 뽑는 인원이 1회 33명 정도였는데 그들 중에서 1, 2, 3위에 해당하는 사람들이 등용의 첫째 대상이었으니 top 10%에 해당하는 수재들은 선발하여 학사로 썼다는 얘기가 된다.

세종은 학사들로 하여금 끊임없이 이슈를 개발하고 탐구하도록 독려하였으며 그 스스로도 이슈 개발에 혼신의 노력을 다했다. 재임 32년 동안 수많은 연구를 수행하였는데 그 주제들 중 상당 부분이 세종이 하사한 이슈들이었다고 한다. 그는 또한 경연을 통하여 자유롭게 학사들과 각종의 현안들에 대해서 토론을 하였다. 세종 재임기간 동안 총 1,835회 개최함으로써 태종의 8회 정종의 21회에 비하여 비교가 안 될 정도로 정열을 보였다. 이 토론회에서 누구나 자유롭게 의견을 개진할 수 있게 함으로써 결국 집현전이 언론의 역할까지를 수행하는 결과를 가져오게 된다.

또한 세종은 학사들의 안위를 위해서도 커다란 배려를 아끼지 않았다. 소위 사가제도라고 하는 일종의 안식년 제도를 실행하여 능률이 오르지 않는 학사들로 하여금 1년씩 전국을 돌며 식견을 넓힐 수 있는 기회를 주었다.

집현전 학사들의 실력은 날로 향상되었고 급기야 관료들도 그들의 권위를 인정하기에 이른다. 한 번은 사헌부가 조직이 방만하다고 하여 구조조정을 실시하려고 하였으나 해당 관원들이 강력히 반발하는 사태가 벌어졌다. 고민 끝에 세종은 관료들에게 집현전에 용역을 주어 그 연구결과에 따라 승복할 수밖에 없었으며 이를 근거로 구조조정을 실행하게 된다.

그의 이슈들은 상당 부분은 백성들의 안위를 위한 것들이었다. 한글을 만들게 된 경위부터가 그랬다. 어느 날 밤에 민정시찰을 나갔나가 어느 평민의 집에 모녀가 "한자가 어려워 배울 수가 없다"는 대화를 하는 것을 듣고 모두가 쉽게 배우고 쓸 수 있는 한글을 창제하기로 마음을 먹었다고 한다. 또한 일가친척이 없이 남의 집에서 기거하는 90세 이상 된 노인들에게 사철 의복과 삭료를 주도록 하는 복지제도를 도입하였으며, 산모와 산모의 남편에게 공식적으로 휴가를 주는 놀라운 제도를 세종이 벌써 도입하고 있었다.

"경외의 여종으로서 아이를 배어 산삭에 임한 자와 산후 1백일 안에 있는 자는 사역시키지 말라 함은 일찍이 법으로 세웠다. 그러나 그 남편에게는 전혀 휴가를 주지 아니하고 그 전대로 구실을 하게 하여 산모를 구호할 수 없게 되어 잃는 일까지 있으니 진실로 가엾은 일이다. 이제부터 사역인의 아내가 아이를 낳으면 그 남편도 만 30일 후에 구실을 하도록 하라."≪세종실록≫

그는 또한 세금을 올리는 문제에 대해서 설문조사 조사를 실시하도록 주도면밀하게 국정의 운영에 임했으며 국방에 있어도 태평시대에 성을 쌓아야 한다는 주장을 받들어 성을 쌓고 국경을 튼튼히 하였다. 백성들이 지나치게 나태해지든가 사역에 동원되어 에너지를 소진하는 일이 없도록 국가의 사업을 조절하였다.

"백성은 오랫동안 노고하고 휴식하지 않으면 그 힘이 피하게 되고 오랫동안 휴식하고 노고하지 않으면 그 뜻이 방탕해진다. 그러므로 백성은 반드시 때로는 노력시키고 휴식하게 해야 하는 것이다."

세종은 신하나 주변사람들과의 관계에 있어서도 합리적으로 풀어 나아가는 면모를 보여주었다. 자신의 즉위를 반대하여 낙향해 있던 황희를 다시 불러 정승의 자리에 앉혔는가 하면, 한글창제를 극구 반대한 최만리를 가장 오래 집현전 학사로 묶어 두었고 자신에게 왕위를 넘겨주고 홀연히 떠났던 양영대군을 다시 서울로 데려와 형제의 도리로 대한 것 등은 그의 스타일의 일면을 잘 보여주는 사례이다. 술이 과한 신하에게는 술을 끊으라고 권면하고 집현전 숙직을 하다가 잠이 든 신숙주에게는 어의를 벗어 덮어줄 정도로 따뜻한 면모도 보여주었다.

1443년 훈민정음이 완성되었는데 훈민정음이 반포된 것은 1446년이었다. 그렇다면 완성된 글자를 왜 3년 동안 묵혀 두었던 걸일까? 그 이유는 당시 훈민정음의 창제를 반대하던 사람들 때문이었다. 일반적으로 전제군주 아래 임금의 의견에 반대한다는 것은 있을 수 없는 일이었으나. 세종 대왕의 경우에는 조선시대 어느 왕에 비해서 민주적으로 국정을 운영하고 있었으므로 신하들의 의견을 일방적으로 묵살하려 하지 않았다. 특히 부제학 최만리 등은, 중국에 없는 특수한 문제를 만든다는 것은 사대모화에 어긋나는 것이고 몽고, 사하, 일본 등이 특수문자를 갖고 있는 것은 그들이 오랑캐이기 때문이라는 이유를 들어 한글의 창제를 반대하였다. 세종은 이들의 반대에 세심히 배려하고 그들이 이해하고 따라오도록 성의를 다하였다. 그러다가 1446년에 이르러 대간의 죄를 한글로 적어 의금부 승정원에 시달하였고 그 후에도 수양을 시켜 같은 일을 하게 하면서 한글의 사용이 조금씩 길을 열어가게 되었다(박양춘 1993).

〈자료: 세종실록, 한글번역본; 손보기. 1984. 세종대왕과 집현전, 세종문화문고; 박양춘 1993. 한글〉ABC〉〈재인용〉〉

16) 코칭 리더십

(1) 코칭의 개념

우리나라 기업에서 코칭이라는 용어가 사용되기 시작한 것은 2000년대 초반이고, 인재전쟁이라는 신조어가 생길 만큼 기업의 경쟁력이 사람에 의해 좌우되는 오늘날에 코칭은 핵심 인재양성에 가장 효과적인 방법으로 각광받고 있다.

코칭이란 개념은 1980년경 스포츠에서 먼저 도입이 되었고, 그 개념은 경기력 향상 및 최대의 경기력 발휘에 초점을 맞추고 있다. 코칭은 리더와 조직구성원과의 쌍방향 커뮤니케이션을 통해 조직구성원 스스로가 문제에 다가가고 그 해결책을 찾는 방법으로 리더는 조직구성원의 잠재력을 발견하고, 신장시켜주는 역할을 수행한다. 또한 1회적인 대화가 아닌 차후에도 실행계획을 함께 점검하고 그 결과를 체크하면서 인정해 줌으로써 지속적 관계를 유지하며 궁극적으로는 높은 성과를 달성할 수 있게 한다.

코칭과 리더십은 불가분의 관계이며, 리더라면 누구나 구성원의 코치가 되어야 한다. 그러므로 코칭은 리더십의 구체적인 실천기술이라고 할 수 있다. 코치는 단지 명령과 통제 감시로 선수를 훈련시키는 것이 아닌 서로의 신뢰를 쌓아 가면서 그 선수의 능력을 발전시키며, 숨은 잠재력을 끌어올리는 역할을 하는 것이다.

따라서 코칭 리더십이란 조직구성원과의 신뢰 속에서 구성원들의 숨은 잠재력을 개발, 향상시키고 자신의 임무를 스스로 완수, 해결할 수 있도록 구성원의 학습능력을 키워주는 과정이다.

(2) 코칭의 특징

① 코칭은 객관적 데이터가 기반이 되어야 한다.
② 코칭은 조직구성원들의 행동변화를 통해 성과 향상을 꾀한다.
③ 코칭은 인간관계에 초점을 맞춘다.
④ 코칭은 그 과정을 서두르지 않는다.
⑤ 코칭은 대화를 필요로 한다.
⑥ 코칭은 열린 마음이 필요하다.
⑦ 코칭은 겸허해야 한다.
⑧ 코칭은 조화와 균형을 요구한다.

(3) 코칭 리더십의 효과

코칭 리더십을 통해 달성할 수 있는 효과를 살펴보면 다음과 같다.

첫째, 구성원이 누리는 이익이다.

구성원들은 자신이 맡은 업무를 성사시키며 노력하는 과정에서 더욱 발전하며 자신의 가치를 확인하고 자신감을 키우는 계기가 될 것이다. 또한 리더는 조직구성원들에게 직장생활의 의미를 깨닫게 하고, 의욕을 북돋아줌으로써 자신이 높게 평가된다는 느낌을 받으며 자신이 깨닫지 못했던 능력에 대해 기뻐할 것이다.

자기발전, 자아실현, 영향력, 인정은 구성원들로 하여금 조직 내에서 근본적인 욕구를 만족시켜주며 서로 존중하며 전반적인 조직분위기가 개선된다. 가장 큰 이득은 구성원들의 자신감과 능력개발로 급변하는 시대에 보다 빨리 적응 및 대응할 수 있는 구성원으로 변화 발전하게 된다.

둘째, 리더가 누리는 이득이다.

코칭을 통한 구성원의 발전은 그들에게 점차 많은 책임과 업무를 담당하게 할 것이다. 이로 인해 리더는 자신의 업무에 더욱 매진할 수 있으며 조직구성원으로서 발전방향을 조정하는 데 많은 시간을 투자할 수 있다.

코칭의 기본자세와 행동방식을 받아들인 리더는 조직구성원과 더욱 화합하여 의사결정 및 문제해결 과정을 파트너적인 입장에서 해결하려고 한다. 코칭은 상대방을 강하고 성공적으로 만들려는 의도이기 때문에 먼저 자신의 권력과 기존의 습관을 과감하게 버리게 된다. 그 결과 자연스런 권위가 유발되며 미래지향적인 리더로 조직구성원들로부터 높은 인정을 받게 된다.

셋째, 조직과 구성원이 누리는 이득이다.

조직적 시각으로 코칭은 전반적인 서비스와 생산성 향상을 꾀할 수 있다. 코칭은 개인의 잠재력을 향상 발전시켜 시너지효과를 내는 프로세스이다. 그 결과 구성원의 의욕과 사기가 충만하게 됨으로써 조직목표를 달성할 수 있게 된다.

코칭의 리더십 문화가 자리 잡은 조직은 구성원들에게도 질 높은 서비스를 제공하게 된다. 조직구성원은 좋은 조직분위기에서 일하며 긍정적인 에너지를 고객관리에 쏟게 되고 고객과 파트너 관계를 형성함으로써 고객과 자신의 욕구를 실현할 수 있게 될 것이다.

17) 진성 리더십

(1) 진성 리더십의 개념

진성 리더십의 개념은 진정성(authenticity)의 개념을 바탕으로 정의된다. 진정성은 한 개인이 자기 스스로를 알고, 자신 내면의 생각과 감정, 가치관 등에 일치되도록 행동하는 것을 의미하며, 자기인식(self–awareness)과 자기규제(self–regulation) 등 두 가지 요소로 이루어진다. 자기인식은 현재 자신의 진정한 자아를 인식하는 것으로 자신의 재능, 강점, 목표, 핵심 가치관, 믿음, 욕망 등을 지속적으로 이해하는 과정이며, 자기규제는 개인이 그들의 가치관과 목표를 자신의 행위와 일치시키는 과정이다. 진성 리더십은 '리더와 조직구성원들의 긍정적 자기개발 촉진 측면에서 자기인식, 내재화된 도덕적 관점, 정보의 균형된 프로세스(처리) 및 관계적 투명성 등을 보다 발전시키기 위해 긍정적 심리 역량과 긍정적/도덕적 분위기를 만들어내고 증진하는 리더의 행동양식'으로 정의된다. 진성 리더란 '자신이 어떻게 행동하고 생각하는지 충분히 지각하며, 그들과 다른 사람들의 가치/도덕적 관점, 지식 및 강점을 알고 있는 다른 사람들에 의해 인식되는 사람들로서, 그들이 행동하는 맥락을 알고 있으며, 자신감 있고, 희망적이며, 낙관적이고, 복원력이 높으며, 높은 도덕적 특성을 지닌 리더'이다. 진성 리더(Authentic Leaders) 들이 다른 리더들과 다른 점은 목적을 추구함으로써 결과와 성과를 도출하는 사람들이라는 점일 것이다. 즉 이들은 결과나 성과를 도출하기 위해서 목적을 희생하는 것을 가장 부끄러운 일로 생각한다. 이들은 목적이 구현되면 결과와 성과는 자연적으로 따라온다는 것을 깨달은 사람들이다. 따라서 이들은 사람들에게 선한 영향력을 미칠 수 있는 진정성 있는 조직과 자신의 "목적"을 찾기 위해 지속적으로 성찰하며 목적이 설정되었을 때 이것을 구현하기 위해서 말보다는 몸으로 먼저 실천하는 사람들이다. 이런 성찰과 실천 과정을 통해 이들의 목적의 스토리는 이들의 품성으로 자연스럽게 체화된다. 진성 리더는 목적의 스토리가 성품으로 체화된 사람을 지칭한다

(2) 진성 리더십의 특징

진성 리더의 척도에서는 4가지 차원을 측정하고 있는데 리더의 자기인식(self-awareness), 내재화된 윤리적 관점 (internalized moral perspective), 관계적 투명성(relational transparency)과 균형화된 정보처리 과정(balanced processing)이다. 자기인식은 자신의 목적을 거울삼아 자신의 내면을 보다 명확하게 인식하는 과정이다. 또한 자아인식은 자신의 강점과 약점을 정확하게 이해하고 자신이 다른 사람들에게 가지는 의미에 관해서도 생각해보는 것을 말한다. 내재화된 윤리적 관점은 사회적 압력에도 내면화된 가치나 윤리적 기준과 일치되게 행동하고 의사결정을 내리는 행동을 말한다. 또한 자신의 목표를 창출하고 이것을 내면의 가치의 가이드라인에 따라서 완성시키는 행동을 말한다. 균형 잡힌 정보처리는 의사결정을 내리기 전에 모든 적절한 내 외부의 데이터를 객관적으로 분석하는 행동 을 말한다. 이와 같은 행동은 자신의 가징에 어긋난 행동이라도 과감하게 수용하는 행동을 포함한다. 관계적 투명성은 자신의 진정성을 타인들과의 관계에서도 보여주는 행동을 말한다. 자신의 진정한 생각과 감정에 대한 공유를 통해 타인과의 진실한 관계를 구축해나가는 행동을 말한다. 진성 리더들은 구성원에게 자신이 설파하는 바에 진정성을 느끼게 하고 이와 같은 진정성을 통해 구성원들이 공동의 목적을 마음속으로 받아들이게 하는 역할을 수행한다고 본다.

(3) 다른 리더십과의 비교

첫째, 진성 리더십은 다른 이론에 비해 포괄적이어서 다른 유형의 긍정적 리더십의 기반이 되는 근원 개념을 제시하고 있다. 예를 들면, 비전이란 요소는 변혁적 리더십, 카리스마적 리더십, 서번트 리더십을 모두 중요한 요소로 포함하고 있다. 그러나 진성 리더십은 아무리 좋은 비전을 제시하더라도 리더가 진성적이지 못하면 그 비전이 리더의 개인의 야망충족으로 전락될 우려가 있기 때문에 리더의 진성이 중요시된다는 것을 강조한다.

둘째, 변혁적 리더십과 진성 리더십은 양자가 모두 긍정적 리더십이라는 점에서 유사하다. 그러나 변혁적 리더십은 리더가 비전을 제시하고 구성원에게 영감을 일깨우는 강한 지적 자극을 줌으로써 리더에 의한 모델링을 통해 하향식 방식으로 부하에게 동기를 부여하여 부하가 스스로 리더성을 가지도록 하는 데 비해, 진성 리더십은 리더가 깊은 자기 인식을 통하여 구성원의 눈에 리더가 말과 행동이 일관하는 리더로 비침으로써 구성원의 긍정적 심리를 자극하는 점에서 두 리더십이 구별될 수 있다.

셋째, 카리스마적 리더십은 리더의 강한 자기개념(Self-concept)을 바탕으로 구성원이 리더와의 동일화 과정을 통해 동기유발이 되는 메커니즘을 중시하는 데 비해, 진성 리더십은 리더 자신이 자기 인식에 의해 구성원에게 모범을 보임으로써 구성원의 자기 인식에 영향을 미쳐 리더와 부하의 공동 인식을 형성한다는 점에서 차이가 있다.

넷째, 서번트 리더십은 리더의 자아의식에 의한 규제를 제시한다는 점에서는 진성 리더십과 유사하다. 그러나 서번트 리더십은 몰이론적이지만(Avolio & Gardner, 2005) 진성 리더십은 긍정심리학에 기반을 두고 있다. 또한 진성 리더십과 서번트 리더십은 둘 다 성실성, 신뢰, 용기, 희망을 강조하는 점에서 유사하다. 그러나 서번트 리더십이 인간의 욕구인 소명의식과 구성원 의식을 통해 내재적으로 동기부여를 하는 리더십인 반면에 진성 리더십은 리더의 자기 인식이 구성원의 긍정적 심리를 유발하는 점을 강조 하는데서 차이가 있다.

진성 리더십 사례 1: 스타벅스의 CEO 하워드 슐츠(Howard Schultz)

1971년 시애틀의 작은 커피 매장으로 출발한 스타벅스의 성공은 그야말로 아메리칸 드림의 대표적인 케이스다. 1987년까지는 매장 11개에 100명의 직원들이 일하는 작은 회사에 불과했지만, 스타벅스는 20년 만에 업계의 공룡으로 성장하게 된다. 하지만 이후 맥도널드를 필두로 한 저가업체의 반격과 스타벅스 제품이 더 이상 특별하지 않게 느껴지는 제품의 범용화, 그리고 사업 다각화의 부진 등에 따라 회사는 끝없는 추락을 경험하게 된다. 이때 위기를 극복하기 위해 슐츠가 경영에 복귀하면서 스타벅스는 기사회생하게 된다. 2011년 매출액을 120억 달러를 돌파했고 수익과 마진이 크게 증가하게 된 것이다.

스타벅스가 기사회생할 수 있었던 데에는 두 가지 이유가 있다. 첫 번째 이유는 하워드 슐츠의 비전과 명확한 가치이다. 이는 최악의 상황에서 정말 중요한 게 무엇인가를 고민할 수 있게 했고, 그가 과감한 결단을 내리는 데 도움이 되었다. 슐츠의 꿈은 스타벅스를 통해 사람과 사람을 연결시켜주는 기업을 만드는 것이었고 그 중심에 커피가 있었다. 이를 위해 그는 2008년 미국 전역에 있는 7100개 스타벅스 매장을 3시간 동안 일제히 폐쇄했다. "최상의 에스프레소를 선사하기 위해 잠시 시간을 갖고자 한다"는 안내문이 걸렸고 바리스타들은 동영상을 통해 최고의 커피를 만드는 법을 다시 배우기 시작했다. 3시간의 매장 폐쇄는 무려 회사에 600만 달러의 손실을 가져왔지만 그 후 스타벅스에 대한 고객 만족도는 수직상승하기 시작했다. 과거의 실패를 극복하고 변화의 필요성을 강조하기 위해 과감하고 상징적인 일들을 실천함으로써 고객들과 소통하려 했던 그의 시도는 고객들에게 진정성 있게 느껴졌고 결국 소비사들의 발길을 다시 돌리게 하는 계기가 됐다. 두 번째 이유는 조직 구성원에 대한 존중이었다. 말로만 보여주는 존중이 아니라 본인의 어려웠던 과거 경험을 바탕으로 한, 진정성에 기반한 존중이다. 언론과의 한 인터뷰에서 "마지막까지 지키고 싶은 게 무엇이냐"는 질문에 한치의 주저함도 없이 "구성원들에게 제공하는 의료혜택"이라 답한 일화는 슐츠의 진정성을 여실히 보여주는 사례다. 많은 기관투자가들이 슐츠에게 운영비용을 절감하고 주식 가치를 높이기 위해 10만 명이 넘는 종업원 모두에게 제공하는 의료혜택을 줄이라 요구했을 때도 "그건 스타벅스 구성원들이 회사에 가지고 있는 신뢰의 보고(reservoir of trust)를 깨부수는 자기 파괴적인 일"이라 일축하며 전화 통화조차 거부했다고 한다. 그리고 슐츠는 비용 등의 이유로 주위 사람들이 반대를 했음에도 불구하고 무려 1만 명의 스타벅스 스토어 매니저를 뉴올리언스에 초대해 그들에게 고마움을 표시하고 회사의 핵심가치를 재정립하고자 노력했다. 이런 슐츠의 구성원에 대한 존중은 위기 시 무엇보다도 중요한 자산이 됐고 회사의 극적인 기사회생에 가장 중요한 역할을 했다. 그가 꿈꾸던 사람(human capital)을 통해 성공하는 회사를 만들겠다는 목표가 진정성에 바탕을 둔 일관된 행동을 통해 달성되는 순간이었다. 이러한 두 가지 이유로 스타벅스는 기사회생 할 수 있었고, 현재까지도 하워드 슐츠는 진성 리더의 대표적인 인물로 손꼽히고 있다. 그리고 이 사례를 통해 위기를 극복하는 것에 있어서 리더의 진정성과 기업을 운영하는 것에 있어 사람에 대한 존중이 얼마나 중요한지를 알 수 있다.

진성 리더십 사례 2: 유한양행의 유일한 박사

유일한 박사는 제약 업체인 유한양행의 창립자로 널리 알려져 있다. 그리고 유일한 박사는 단순한 기업가가 아니라 한국을 대표하는 진성 리더로 꼽히고 있다. 유일한 박사의 본명은 유일형이다. 유일한 박사는 1895년에 평안남도 평양에서 태어났는데, 당시에는 동학운동, 갑오개혁, 청일전쟁 등으로 나라가 큰 혼란에 있던 시기였다. 그는 9살 때부터 아버지의 뜻에 따라 타국 생활을 하였으며, 오랜 타국 생활로 인해 조국을 생각하는 마음이 각별해지기 시작하였다. 대학 졸업 후, 출세 가도가 눈앞에 펼쳐져 있었지만, 그는 자신의 안위보다 조국과 동포들을 위해야 한다는 생각뿐이었다. 이후 그의 나이 31세 때, 미국에서 유한양행을 설립하였다. 유일한 박사의 조국을 생각하는 마음이 드러난 한 일화로, 유한양행이 크게 성장하고 있던 30년대 후반에 다른 제약회사들은 이윤만을 생각해 마약 성분이 함유된 진통제 판매에 열을 올리고 있었다. 하지만 유한양행은 이윤이 아닌 국민의 건강을 선택하였다. 국민들을 위해서 수요는 매우 적지만, 보관비가 매우 커서 모든 제약회사들이 취급하기를 꺼려했던 긴급 약품과 맹장염 혈청 등을 보관하기로 결정한 것이다. 그리고 전국의 병원에서 요청에 따라 신속히 전달할 수 있도록 철도와 특별협약을 맺기도 하였다. 이익보다 국민들을 먼저 생각하는 그의 이념이 잘 드러나 있다. 그리고 유일한 박사는 타인에게 윤리적 잣대를 들이대지 않았다. 오히려 본인이 모범이 되어 타인이 따를 수 있도록 하였다. 회사에서 주는 사택도 자신의 돈을 지불하였고, 제조한 약조차도 직접 돈을 주고 사서 먹었다. 그리고 인문계열을 중시하던 사회 풍토와는 달리 직업 기술을 중시하는 교육관을 가졌고 기술학교와 유한학원을 설립하는 등 꾸준히 교육사업에 투자하였다. 그리고 1971년 4월 8일, 유일한 박사는 당시 시가로 36억 2천만원에 해당하는 전 재산을 사회에 환원한다는 유언장을 남기고 세상을 떠났다. 손녀 유일링에게는 대학 졸업 때까지의 학비 1만 달러를 마련해준다. 딸 재라에게는 유한 중·고등학교 안에 있는 땅 5,000평을 물려준다. 이 땅을 유한 동산으로 꾸며주기 바란다. 아들 일선은 대학까지 가르쳤으니 앞으로는 스스로의 힘으로 살아라. 나머지 내가 가진 모든 재산을 한국 사회 및 교육 신탁 기금에 보내, 뜻있는 교육 사업과 사회사업에 쓰도록 하라. 그리고 그가 죽은 지 20년 후에, 자식들이 200억 원을 아버지의 뜻에 따라 사회에 환원하였다. 기업에서 얻은 이익은 그 기업을 키워준 사회에 환원해야 하며, 만약 무엇이 더 중요한지 순위를 정해야 한다면 국가, 교육, 기업, 가정 순이라고 믿었던 유일한 박사의 정신적 이념을 실천한 것이다. 유일한 박사는 혼란스러운 상황 속에서도 자신의 이념이 확고하였으며, 타인에게 강요하지 않고 자신이 모범이 되는 진정성을 보였다. 그리고 평생을 사회적인 투자를 통해 자신의 이념을 실천하는 모습을 보였다는 점에서 우리나라의 대표적인 진성 리더라고 할 수 있다.

18) 선비 리더십

(1) 선비 리더십의 개념

"한 마리의 호랑이가 이끄는 아흔아홉 마리의 양떼가 한 마리의 양이 이끄는 아흔아홉 마리의 호랑이떼보다 훨씬 강력하다"라는 서양의 격언은 리더십의 중요성을 대변해주는 표현임에 틀림없다. 이러한 격언이 생겨난 서양적 리더십의 배경에는 리더는 강력한 카리스마와 힘을 가진 자를 상징하는 것이고 리더십은 강력한 힘의 지배에 의한 강압적 지도와 통솔력을 의미하는 것이다.

서양의 리더는 '남과 다른 사람'으로서 권위주의의 상징이었다. 리더는 명령형이고, 일방형이고, 통제형이었다. 그러므로 리더 이외에는 모두 복종자, 추종자가 되어야 했다. 이러한 서양의 권위주의적 리더십은 동원할 수 있는 수단을 다 동원해서 목적을 달성한다. 그러다 보니 리더 자신 외에는 수하의 사람들을 포함한 주위의 모든 자원들이 목적 달성을 위한 수단으로 여겨질 뿐이었다. 리더를 제외한 모든 구성원들은 지배당하고 통제당하는 입장이고 리더가 시키는 따르고 복종하는 종속적인 존재들에 불과하였다.

그러나 선비정신에서 발견하는 리더는 '남하고 같은 사람'으로서의 민주주의적인 것이었다. 동료들 중의 한 사람은 누구나 리더가 될 수 있다는 기회의 평등의식을 선비는 보유하고 있었다. 리더는 암시형이고, 쌍방형이고, 교육형이었다. 리더 이외의 사람은 모두 동반자, 봉사자가 될 수 있었다. 리더는 융합의 상징이었고 리더십은 자발성의 발현이었다.

선비정신은 노블레스 오블리주(Noblesse oblige)의 한국적 역할모델로 재조명이 필요한 바람 직한 역사 전통이다. 선비란 신분적으로는 양인이고 경제적으로는 중소 지주층이다. 성리학을 주 전공으로 하여 그 이념을 실천하는 학인으로서, 사(士)의 단계에서 수기(修己)하여 대부(大夫)의 단계에서 치인(治人)하는 수기치인을 근본으로 하여 학자 관료인 사대부가 되는 것이 최종 목표였다. 사대부의 이상적인 역할 모델이 청백리(淸白吏)가 되는 것이었다. 그들은 수기의 과정에서 치인의 실천적 수범을 보여주기 위해서 인간 삶의 바른 길과 가치를 탐구하는 경학(經學 : 철학)과 시간에 따라서 인간 삶의 변화과정을 살피는 역사를 날줄과 씨줄로 하는 경경위사(經經緯史)의 방법론으로 세상의 진리를 탐구하였다.

또한 선비는 지연이나 학연으로 태어나는 것이 아니라 학문적 능력과 인격적 완성도에 의해 만들어진 존재였다. 따라서 선비의 배움은 매우 중요한 일이었다. 먼저 학문과 예술을 일치시키려는 학예일치(學藝一致)를 추구하였다는 점은 주목할 만한 것이다. 선비들은 문학, 역사, 철학의 문사철을 전공필수로 익혔고, 시와 글씨, 그림의 이른바 시서화를 교양필수로 연마하였다. 전자를 통해서는 이성훈련을, 후자를 통해서는 감성훈련을 한 것이다. 결국 이성 훈련은 '의리(義理)의 구현'으로, 감성훈련은 '인정(仁情)의 구현'으로 나타났으며, 이 두 가지는 사람다운 사람이 되기 위해 갖춰야 할 덕목이고, 선비는 이를 균형있게 조화시킬 수 있는 인간형이었던 것이다.

선비는 의리를 지키기 위해 서릿발 같은 기개와 꼿꼿한 지조로 외경의 대상이 되었고, 어려운 사람이나 고통받는 이를 위해서 따뜻한 인정을 베푸는 사람이었다. 또한 합리적이면서도 인간적인 전인적 이상형을 설정하고 거기에 도달하기 위해 끊임없이 노력하는 사람이었다.

선비들의 생활신조는 그들의 삶이 얼마나 고품격의 인성과 지성을 겸비하려고 진력했는지를 짐작하게 한다. 먼저 지식인으로서 사회적 역할을 극대화하기 위해 공적인 일을 우선하고 사적인 일을 뒤로 하는 선공후사(先公後私)와 공평무사(公平無私) 정신을 들 수 있다. 둘째는 모든 사람들이 자신의 이기심과 욕망을 이겨 예(禮)로 돌아가는, 즉 극기복례(克己復禮)하여 공존하고 공생하는 정신을, 셋째는 겉으로 부드러우면서도 내적인 강인함을 간직하려는 외유내강(外柔內剛)을 선비가 지녀야 할 가치로 제시한다. 넷째는 청빈과 검약을 생활신조로 삼고 자신에게는 박하고 남에게는 후하게 하는 박기후인(薄器厚人)을, 다섯째는 강자를 누르고 약자를 부추기는 억강부약(抑强扶弱)의 정신을 이야기한다. 마지막으로 옳은 명분은 반드시 지키고 명분에 맞지 않는 일에 함부로 뛰어들어 질서를 무너뜨리지 않으려는 명분주의 정신을 들고 있다.

동서양의 리더들은 목적을 달성하는 방법도 다르다. 서양의 권위주의형 리더십은 동원할 수 있는 모든 수단을 다 동원해서 목적을 달성한다. 그러므로 '수단형'이다. 때문에 목적이 수단에 함몰해버리는 실패를 자초해도 개의치 않는다. 하지만 선비정신이 가지고 있는 민주주 의형 리더십은 '덕성형'이다. 인화에 저촉되는 수단을 강구하지 않는다. 수단이 목적을 함몰시킬 수 없다. 거기에는 명령이 없고 설득과 동의가 있기 때문이다.

서양 문화의 본질은 한 마디로 표현하면 군사 문화이다. 즉 칼의 문화이다. 동양에서 서구 문화를 제일 먼저 받아들인 일본 문화도 칼의 문화이다. 일본은 처음부터 칼로서 지배하는 나라였다. 따라서 리더는 힘의 상징이고 힘은 능력의 상징이었다. 그러나 선비정신은 힘보다 덕을 소중하게 생각했다. 덕을 능력의 근본이라 생각했다. 그래서 리더는 칼을 쓰는 무력형이 아니라 붓을 쓰는 덕성형이었고, 덕에 의하여 능력이 갖추어지는 것을 리더십이라고 생각했다.

결국 선비 리더십은 '한 마리 양이 이끄는 아흔 아홉 마리의 호랑이떼'를 만드는 리더십이다. 선비 리더십은 '한국형 토종 리더십'이다. 그리고 선비 리더십은 세계에 보편화될 수 있는 인류의 최고 가치를 덕목으로 하는 '한국형 글로벌 리더십'으로 부족함이 없다.

(2) 선비 리더십의 핵심

'알바트로스'라는 새의 한국 이름은 '나그네새'로 알려져 있다.

18홀이 있는 골프 게임에서 파3홀에 한 번 친 샷으로 공이 홀 컵에 들어가면 '홀인원'이라고 한다. 골프를 좋아하는 사람은 평생에 한 번이라도 홀인원을 경험하는 행운을 누구나 기대하고 있다.

그러나 이보다 더 경험하기 어려운 행운이 '알바트로스'이다. 파4홀에 한 번 공을 쳐서 들어가거나 파5홀에 두 번 공을 쳐서 들어가야 하기 때문이다. 따라서 알바트로스를 경험한다는 것은 말 그대로 하늘의 별 따기이다.

이 알바트로스 새는 황새목 슴새과에 속하는 새로 10kg 내외의 몸무게를 가지고 날개짓을 하지 않고 바람을 이용하여 3,200km 거리를 비행한다. 이에 비하여 벌새의 비행거리는 초 당 60~120회씩 날개짓으로 800km에 불과하다. 날개짓을 아무리 빨리하여도 날개짓 없이 그냥 바람을 이용하는 비행거리를 따라오지 못한다.

나그네새가 자신의 날개짓 없이 최대의 비행거리를 낼 수 있는 비결은 무엇일까? 그 답은 균형이다.

선비정신이 중용적 인성을 강조한 것은 삶과 일의 균형을 구하기 위함이었다.

모든 사물이나 생물에 있어 가장 중요한 것이 균형이다. 즉 밸런스이다. 건강 역시 모든 면의 균형이다. 따라서 균형은 생존의 조건의 것이다. 사람이 자전거를 처음 탈 때 배워야 하는 기본 기술은 균형을 잡는 기술이다. 균형을 잡아주는 것이 자전거가 쓰러지지 않고 앞으로 전진할 수 있는 첫 번째 기술이다. 이 기술은 약 150년 전 라이트 형제가 비행기를 발명하는 데 결정적 역할을 하였다.

처음에 비행기 발명가들은 자동차에 날개를 달면 비행기가 되는 줄로 알고 있었다. 자동차는 네 바퀴로 굴러가기 때문에 이미 균형이 잡혀 있는 상태이다. 거기에 새와 같은 날개만 있으면 공중 비행이 가능하다고 생각했던 것이다.

그러나 자전거는 두 바퀴이다. 두 바퀴인 자전거가 굴러가려면 그 밸런스를 컨트롤 할 수 있는 핸들과 페달 장치가 있어야 한다. 이 점이 네 바퀴로 굴러가는 자동차와 다른 점이다. 라이트 형제는 여기에 착안하였다. 그들은 몸체도 작고 자전거와 같은 핸들과 페달이 달린 '프라이어 호'를 만들어 지상에서 이륙을 하고 공중에서 비행하는 물체의 좌우균형을 잡아주는 데 성공한 것이다. 비행기를 만들어 내려고 수많은 사람이 노력을 하고 많은 자본이 투입되었지만 모두 실패하고, 결국 라이트 형제가 성공의 행운을 잡았던 것이다.

새처럼 공중을 비행하기 위해, 자동차에 날개를 달아서 하늘에 띄울 생각을 하는 사람과 자전거와 같이 핸들과 페달을 달고 균형을 잡아 하늘을 날아가겠다고 생각하는 사람의 차이점을 분명히 발견할 수 있다.

알바트로스 새는 자신의 몸을 바람에 맡기고 균형을 잘 잡고 있었다. 날개는 핸들이고 발은 페달이었다. 거기에는 오직 밸런스 기술이 있었다.

선비정신이 말하는 중용적 인성의 강조는 ≪논어≫의 중용(中庸)에서 기인한다. ≪불경≫의 중도(中道), ≪주역≫의 중정(中正), ≪도덕경≫의 귀유(貴柔)도 중용과 같은 사상을 강조하고 있다.

또 하나, 리더십이란 다른 말로 '신뢰성의 구축'으로 표현될 수 있다. 신뢰와 신용이 전제되어야 지도자의 자격이 갖추어진다. 많은 사람의 신용, 수많은 사람의 신뢰를 한 몸에 받고 있으면, 그 사람은 이미 지도자의 반열에 올라있는 사람이다.

선비는 신뢰와 신용을 생명처럼 여겼다.

선비의 신뢰는 내가 나에게 가지고 있는 신뢰와 남이 나에게 가지고 있는 신뢰와 내가 남에게 가지고 있는 신뢰를 말한다. 그렇기 때문에 조직과 사회를 성공시키는 인격 유대의 필수요소를 '믿을 신(信)'에 두었던 것이다. '믿을 수 있는 사람이 되라' 또는 '믿음을 주는 사람이 되라'라는 교훈은 선비 부모들이 자식들에게 바라는 일차적 염원이었다.

미국의 저명한 사회학자 프랜시스 후쿠야마 교수는 그의 저서 ≪트러스트 Trust≫에서 선진사회의 특징을 '신뢰'가 형성되어 있는 사회로 정의하고 있다. 그는 강한 공동체적 연대를 가진 사회는 높은 신뢰 사회이며, 공동체적 연대가 무너진 사회는 아주 낮은 신뢰 사회로 규정하였다. 사회적 신뢰 수준이 높을수록 경제사회적인 거래나 관리의 비용이 적어져 전반적인 사회 효율이 높아진다는 것이다. 제임스 콜먼은 '신뢰는 사회적 자본'이라고 말했다.

한국개발연구원(KDI)이 국민을 대상으로 면접 조사해 내놓은 우리나라의 '사회적 자본실태 종합조사(2006년 12월 26일 발표)'에 의하면, 우리사회는 구성원 사이의 신뢰도가 낮고 이 때문에 경제성장과 사회발전이 방해를 받고 있다는 분석을 하였다.

조사결과는, 한국은 선진국에 비해 공적기관의 사회적 신뢰가 크게 낮은 것으로 나타났다. 공적기관 중에도 국회와 정당, 정부, 검찰, 법원, 경찰 등 '국가기구'에 대한 국민의 신뢰는 바닥 수준인 것으로 드러났다. 특히 정당과 정부에 대한 신뢰 수준은 길가는 행인보다도 못 한 수준이었다.

공직자에 대한 신뢰 역시 바닥이었다. 국민의 70%는 '공직자의 절반은 부패했다'고 응답했으며, '공직자가 법을 거의 지킨다'고 보는 국민은 5%에 그쳤다. 이 말은 국민의 95%에 해당 하는 사람들이 '공직자는 거의 법을 지키지 않는다'고 보고 있다는 말이다. 그 원인은 한마디로 선비정신의 실종에 있으며, 사회적 자본이 축적되지 못한 결과이다.

'인의예지'의 도덕적 본성을 지키고, '효충경신'의 사회적 인격을 체득하는 선비정신을 계승하였다면, 오늘날 이러한 '저신뢰 사회'를 만들어 내지는 않았을 것이다. 공직자가 선비정신을 상실하면, '국가기구'가 불신을 받고 그 폐해는 고스란히 우리 사회와 우리 국민에게 돌아오게 된다.

선비는 모든 생각에 대하여, 모든 말에 대하여, 모든 행동에 대하여, 그리고 모든 일에 대하여 스스로 책임지는 '자기책임의식'을 확고히 정립함으로써 신뢰를 구축했다. 때문에 타인에 대하여, 조직에 대하여, 사회에 대하여 책임을 전가하는 것을 가장 경멸할 수 있었던 것이다. 선비의 학습의지는 '모든 것은 나의 책임'이라는 태도에서 나온다. 선비의 행동은 다른 사람의 본보기가 되는 '솔선수범'이었고, 이는 곧 신뢰의 형태로 나타났던 것이다.

이는 올바른 가치관의 교육이 무엇보다 우선시 되어야 한다는 사실을 말해주고 있다. 재주, 재능, 역량이 '도, 덕, 선'을 앞지를 수는 없다. 때문에 선비의 공부는 능력과 재주를 최대한 담을 수 있는 기본적 그릇, 즉 '올바른 품성'을 만드는 것을 필수적으로 여겼다. 탁월함이나 완벽함이란 인간의 본성인 숭고한 가치의 인간적 품격을 토대로 조화를 이루었을 때만 그 빛을 발할 수 있기 때문이다. 여기에 '수신'이 선비교육의 제1절이 된 이유가 있는 것이다. 그러나 우리의 불행은 우리가 알지 못하는 사이에 '수신, 제가, 치국, 평천하'만 가르치고, 수신의 뿌리 부분인 '정심, 성의, 치지, 격물'을 가르치지 못한 잘못으로부터 왔다.

뿌리가 잘린 나무의 기둥과 잎과 열매가 아무리 좋은 모습을 보여준다고 해도 얼마나 오래 갈 수 있을까? 집을 지을 때 대들보 없이 기둥을 세우고 가래를 얹고 지붕을 덮어버리는 것에 비유할 수 있을 것이다. 그렇게 지은 집이 얼마나 오래 버틸 수 있을까? 우리는 나무의 뿌리 부분인 '정심, 성의, 치지, 격물'을 먼저 가르치고 배워야 한다. 이 부분은 올곧은 바른 품성의 완성을 위해 반드시 체득해야 할 기본 영양소이다.

선비는 사람으로서의 품격을 유지하기 위하여 올바른 태도와 좋은 습관을 본보기로 삼았다.

작은 일을 할 수 있는 좋은 기회는 빼앗을 수 있어도, 큰 일을 할 수 있는 좋은 태도와 습관은 아무도 빼앗을 수 없기 때문이다. 선비의 태도는 의연했고 선비의 습관은 한결 같았다. "자신이 원하지 않는 바를 남에게 강요하지 마라(己所不欲勿施於人)"라는 말은 선비의 태도와 습관을 지배해온 교훈이다. 선비는 자신이 원하지 않는 바를 남에게 강요하지 않았으며, 자신이 남으로부터 받기 원하는 바를 먼저 남에게 대접하는 것을 미덕으로 여겼다. 이러한 선비정신은 공동체 의식의 확대와 자기책임의식의 강화에 밑거름이 되었던 것이다.

선비 리더십을 창조해 내는 선비정신의 보편적 가치관은 다음의 4가지 중심 원칙으로 정리된다.

첫째, 자기책임 중심,
둘째, 원리원칙 중심,
셋째, 실사구시 중심,
넷째, 공생번영 중심

이상의 4가지 중심원칙은 선비정신의 최종 목표인 '공동선'을 창조하는 인류 공동의 보편적 가치관리라 할 수 있다.

선비의 목표는 '최고'가 아니었다.

선비의 목표는 언제나 '최선'에 있었다.

선비는 최선의 행동을 통하여 최종목표인 '공동선'을 창조하는 공동체 지식인이었다.

참고문헌

1. 김인숙외, 개정 3판 최신간호학, 현문사, 2009
2. 김진수, 선비 리더십, 열린 창고, 2007, p.74.
3. 강윤숙외,역, 효과적인 리더십과 간호관리, 포널스 출판사, 2009
4. 양찬삼, 조직행동의 이해, 법문사, 1994
5. 염영희 외, 개정 5판 간호관리학, 수문사, 2015
6. 이병숙외, 간호관리학 2판, 정담 미디어, 2011
7. 한홍, 거인들의 발자국, 두란노, 2000,
8 신정길, 문승권, 문형남, 감성경영 감성리더십, 넥스비즈, 2004
9. 이관응, 신뢰경영-일하기에 가장 훌륭한 포천 100대 기업 무엇이 다른가?, 엘테크, 1999,
10. 이종선은 그의 저서 『싸우지 않고 이기는 힘, 따뜻한 카리스마』(랜덤하우스중앙, 2004)
11. 정옥자, 한국의 리더십, 선비를 말하다, 문이당, 2011
12. LG경제연구원 경영컨설팅센터, 한국기업의 경영 현주소, LG 경제 연구원, 1995,
13. 백기복. 리더십 리뷰. 창민사, 2014
14. 이상호. 조직과 리더십. 북넷, 2009, p 10-14,285-289, 300-306
15. 박종선외. 간호지도자론. 수문사, 2014
16. 이해정 외 영향력 있는 간호사 되기 . 수문사, 2014
17. 백기복 외, 리더십의 이해, 창민사, 2014
18. 김홍길 외, 리더십과 동기유발, 도서출판 서원, 2012
19. 송운석, 인간관계론, 학현사, 1995
20. 21세기 정치학대사전, 정치학대사전 편찬위원회, 2010, 한국사전연구사.
21. Fiedler, F. D., A Theory of Leadership Effectiveness, McGraw-Hill Company, 1969,
22. Terry, G. R., Principle of Management, 3rd Ed., Homewood, Ill: Richard D. Irwin, Inc., 1960
23. Robert R. Blake and Anne Admas McCanse. Leadership Dilemmas-Grid Solutions, Houston : Gulf, 1991.
24. James M. Kouzes and Barry Z. Posner, "The Leadership Challege", Success, April, 1988,
25. Robert K. Greenleaf, On Becoming a Servant-Leader, Don M. Frick & Larry C. Spears(Eds.), San Francisco : Jossey-Bass Publishers, 1996.
26. Ann McGee-Cooper, "Accountability as Covenant : The Taproot of Servant-Leadership." In Larry C. Spears(ed.) Insights on Leadership, New York : John Willey & Sons, Inc., 1998.

27. Burns, J. M., Leadership, New York : Harper & Row, Publishers, Inc., 1978.
28. Manz, C. and P. Sims, Jr.(김남현 역), 슈퍼 리더십(The New Super-Leadership), 경문사, 2002,
29. Machiavelli, N. C., Whether is better to be loved or feared, the Price and Discourses, New York : Random House, Inc., 1950, Chp. XVII.
30. Bass, B. M., Leadership and Performance Beyond Expectations, New York : The Free Press, A Division of Macmillan Inc., 1985.
31. Etzioni, A., A Comparative Analysis of Complex Organization, New York : The Press, 1966.
32. Graves Stephen & Addington Thomas(정성묵 옮김), 설득보다 강력한 힘, 최고의 리더 예수의 영향력을 배워라, 예문, 2003,
33. Barnard, C. I., The Functions of Executive(Cambridge Massachusetts : Harvard University Press, 1938,
34. Likert, R. The Human Organization, New York : McGraw-Hill Company, 1967,
35. James M. Kouzes and Barry Z. Posner, "The Leadership Challege", Success, April, 1988,
36. Etzioni, A., A Comparative Analysis of Complex Organization, New York : The Press, 1966.
37. Robert B. Cialdini, Influence : the psychology of persuation, Harper Collins Publications, 1993.

2 장

팔로워와 팔로워십

학습목표

1. 팔로워와 팔로워십의 정의와 개념을 설명할 수 있다.
2. 팔로워십의 중요성을 설명할 수 있다.
3. 팔로워십의 역할을 설명할 수 있다.
4. 팔로워십의 유형을 설명할 수 있다.
5. 팔로워의 성장패러다임과 성장모형을 설명할 수 있다.
6. 팔로워와 리더의 관계를 설명할 수 있다.

1. 팔로워와 팔로워십 개념

1) 팔로워십의 정의

(1) 팔로워의 정의

팔로워(follower)의 어원은 독일 고어인 'follazionhan'에서 왔으며 그 뜻은 '돕다', '후원하다', '공헌하다' 등으로 사용된다. 반면에 리더(leader)의 고어는 'leader'로 '참다', '고통받다, '견디다' 등을 뜻하여 두 단어의 의미를 종합해 보면, 리더가 고통을 참고 견딜 수 있도록 팔로워가 돕고 후원한다는 의미가 된다.

팔로워의 사전적인 정의를 보면 '따르다', '같은 방향으로 가다', '안내되어 가다', '합의되는 행동을 하다', '모델로 삼아 따라가다', '대신하여 움직이다' 등으로 정의된다.

팔로워는 리더나 조직에 의존하는 수동적인 사람이 아니라 리더를 보좌하는 일차적인 보조자로서 실질업무를 수행하고 리더와 조직의 성공을 좌우하는 사람이며(Kelley, 1994), 리더와 함께 조직의 목표를 위해 역할을 주도적으로 수행하는 사람을 뜻한다.

(2) 팔로워십의 정의

팔로워십(followership)의 개념에 대한 관심은 1980년대 말에 Kelley(1988)로부터 시작되었고, 팔로워십은 조직의 목표를 달성하는 데 기여하는 팔로워들의 효과적인 자질이나 역할이라고 정의하였다.

조직을 구성하며 리더의 지시를 따르고 그를 도와 조직의 긍정적인 발전을 유도하는 사람들을 일컬어 '팔로워(follower)'라고 칭하였고 여기에 십(ship)이라는 단어가 더해져서 팔로워십(followership)이 되었다. 십(ship)의 뜻은 현재 진행되고 있는 어떤 과정(process)이다. 그래서 팔로워와 팔로워십은 같은 말이라고 할 수 없다. 팔로워는 과정에 포함될 수 있을지는 몰라도 그들이 과정 자체는 아니기 때문이다.

따라서 '팔로워십(followership)'이란 팔로워가 따를 때 하는 그 무엇이며, 팔로워들이 공통적으로 갖고 있거나 갖도록 요구되는 성향이나 행동방식 또는 사고체계 등의 과정이라고 포괄적으로 정의할 수 있다.

팔로워십은 리더-팔로워 간의 관계가 상호의존적인 개념과 역동적이라는 관점에서 제시되었다(Follett, 1949). 리더와 팔로워 관계는 지배나 통제, 복종의 관계보다는 상호관계를 통하여 팀이나 조직이 직면한 어떤 상황을 해결하고 풀어갈 수 있도록 하는 중요한 관계이기 때문이다. 과거에는 리더 중심의 사고가 중시되면서 팔로워에 대한 관심이 없었다. 그래서 팔로워십이란 단순히 주어진 상황에서 리더가 의도한 목표달성에 따라 개인적 혹은 집단적 노력에 참여함으로써 개인적 목표를 달성하는 과정으로 정의하였다(Wortman, 1986). 또한 리더십의 유효성을 높이는 방향으로 리더의 영향력을 따르는 부하들의 특성 및 행동방식이라고 정의하였고(신유근, 1999), 팔로워들을 리더로부터 분명한 지시를 받기 전에는 아무 것도 할 수 없는 능동적이고 적극적인 역할을 무시한 수동적인 의미로 해석하였다(Hughesetal,1999).

2) 팔로워십의 개념

개념적으로 리더십과 팔로워십을 별개로 생각하는 경향이 있으나 리더십과 팔로워십은 하나의 개념이다. 빙산에 비유하자면 우리가 볼 수 있는 빙산은 리더십이고 보이지 않는 부분은 팔로워십이다. 리더십은 바다 위에 모습을 드러내고 있는 1%의 뾰족한 일부분에 불과하고, 팔로워십은 바다 밑에 보이지 않는 나머지 99%이다. 리더십과 팔로워십은 분리되어있는 것이 아니라 빙산이라는 하나의 덩어리이다(그림 2-1).

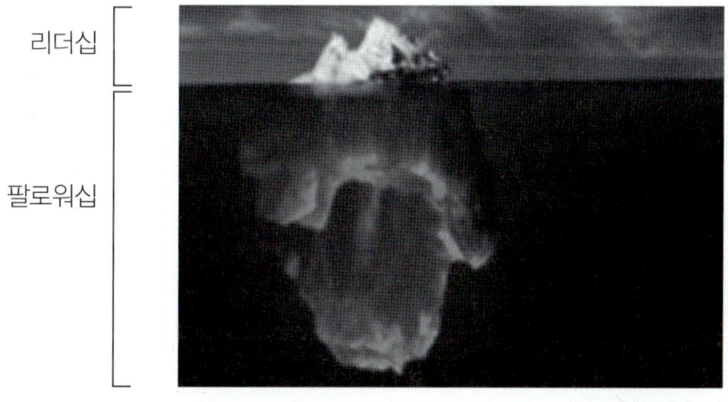

그림 2-1 빙산으로 보는 리더십과 팔로워십의 개념

실제로 우리 주변의 조직을 살펴보아도 리더십과 팔로워십은 결코 다른 개념이 아닌 동전의 양면처럼 긴밀하게 공존하면서 지속적인 상호작용을 통해 존재를 지켜나가는 것을 알 수 있다. 즉, 리더십만큼이나 강조되어야 하는 것이 바로 팔로워십이며 리더십이란 결코 팔로워십을 떼어놓고는 이야기할 수 없는 개념이다. 팔로워가 없는 리더가 없고 리더가 없는 팔로워도 없기 때문이다.

메리 파커 폴레(Mary Parker Follet)에 의하면 리더십은 팔로워와 상호적인 파트너십이며 이들은 서로 무엇을 어떻게 따를 것인지를 배우는 것이 필요하다고 하였다. 리더와 팔로워의 관계는 서로가 반응하는 능력(response-ability)의 관계이기 때문이다. 주어진 상황에서 관심을 갖고 인식하고 반응함으로써 자신과 타인을 이끄는 것이다.

3) 팔로워십의 중요성

조직학자 로버트 켈리(Robert E. Kelley)는 그의 저서 'The Power of Followership'에서 "조직을 성공으로 이끄는 리더의 기여는 많아야 20% 정도이고, 나머지 80%는 팔로워들의 몫이다."라고 말했다. 효과적인 리더십, 성공적인 리더십은 팔로워십이 얼마만큼 효과적으로 잘 뒷받침되어주느냐에 달려있는 것이다. 훌륭한 리더는 혼자 만들어지는 것이 아니다. 리더십의 성공적 발휘가 리더에게만 달려있는 것이 아니라, 참모들이나 구성원들의 지지와 성원, 합심이나 협력이 있어야 하며, 이것들이 없으면 기대한 성과를 얻어내기는 어렵다.

그동안 서양의 리더는 "남과 다른 사람"으로서 권위주의의 상징이었다. 리더는 명령형이고, 일방형이고, 통제형이었다. 그러므로 리더 이외에는 모두 복종자, 추종자가 되어야 했다. 이러한 서양의 권위주의적 리더십은 동원할 수 있는 모든 수단을 다 동원해서 목적을 달성한다. 그러다보니 리더 자신 외에는 수하의 사람들을 포함한 주위의 모든 자원들이 목적 달성을 위한 수단으로 여겨질 뿐이었다. 리더를 제외한 모든 구성원들은 지배당하고 통제당하는 입장이고 리더가 시키면 따르고 복종하는 종속적인 존재들에 불과하였다. 인류 역사적으로 보아도 역사의 흐름은 영웅이나 제왕적 지도자들의 존재와 역할에 의해 주도되어 왔다. 즉 어떤 조직이나 사회 또는 국가의 명운이나 흥망

성쇠는 지도자 곧 리더의 역할에 달려있다고 인식되어온 것이다.

그러나 조직의 현상과 조직 관리 문제를 연구하는 과정에서 리더십의 효과적 발휘는 핵심적 요소인 리더의 자질, 능력과 그의 역할 외에도 주어진 상황과 그를 따르는 구성원들의 존재와 역할이 더없이 중요하다는 사실을 깨닫게 되었다.

팔로워십이 없이는 리더십도 없다. 단 한 명의 팔로워도 없다면 거기에는 리더도 없는 것이다. 우리는 '리더'의 존재와 '리더십'의 중요성에만 빠져있기 때문에 '팔로워'의 존재와 '팔로워십'의 중요성을 우습게 취급하고 무시하다가 돌이킬 수 없는 실패를 겪는다. 반면 팔로워의 중요성을 깨달아 성공적인 리더십을 발휘하는 사례도 많다. 특히 중요한 의사결정을 앞두고 있을 때 더욱 중요하게 생각된다.

앤드류 카네기(Andrew Carnegie: 1835~1919)는 열세 살부터 생계를 위해 주급 1달러 20센트를 받고 방직공장에서 얼레를 잡고 실감기공으로 일하였다. 미국 철강업계를 지배하는 이른바 '철강 왕'이 된 그의 묘비에는 다음과 같이 새겨져 있다.

"여기, 자신보다 더 뛰어난 조력자들의 도움을 구하는 방법을 알고 있던 한 남자가 잠들어 있다.(Here lies a man who know how to enlist the service of better men than himself.)" 그가 엄청난 부를 축적하며 성공할 수 있었던 것은 자신이 많은 것을 알거나 혼자서 잘 할 수 있어서가 아니라, 자신보다 많이 알거나 뭔가를 더 잘 할 줄 아는 사람들을 가려 뽑아 쓸 줄 알았기 때문이었다.

연구를 통한 간호사의 팔로워십과 이직

간호사의 전문직업성, 팔로워십, 성격강점 및 이직의도간의 구조적 관계를 규명하기 위한 연구결과(이소정, 2015)를 보면, 잠재변수간의 상관관계에서 전문직업성, 팔로워십, 성격강점이 이직의도에 대해 유의한 음의 상관관계를 나타났다. 전문직업성이 높을수록 이직의도가 감소하기 때문에 간호사들에게 전문직업성을 높일 수 있는 성격강점과 팔로워십을 긍정적으로 증대시켜나갈 수 있는 방안이 마련되어야하고, 다양한 교육프로그램의 개발, 교육의 기회제공과 지속적인 관심이 필요하다고 기술되었다.

즉 간호사의 팔로십은 간호사의 근무를 지속할 수 있는 중요한 변수가 되어 이직의도를 감소시키는 것을 확인한 연구이다.

4) 팔로워십의 역할

팔로워십 이론은 1933년 영국의 여성 경영학자이자 경영컨설턴트인 메리 파커 폴레(Mary Parker Follett, 1868~1933)이 런던대학 정경학부 경영학과에서 최초로 팔로워십의 중요성에 대하여 강의를 한 것이 선구적인 시초가 되었다. 그 후에 로버트 켈리(Robert E. Kelley)가 1988년도에 팔로워의 역할에 대한 개념을 정립한 다음, 1994년도에 그의 저서 "The Power of Followership" 에서 팔로워십의 유형을 다섯 가지로 제시하면서 팔로워십에 대한 연구가 점차 확산되었다.

21세기에 들어서면서 지식정보화 사회가 되었고 인터넷이라는 네트워크로 조직구성원들은 점점 더 긴밀히 수평적으로 연결되기 때문에, 리더보다 팔로워인 경우가 더욱 많아지고, 조직구성원 개개인의 경쟁력이 조직의 경쟁력이 되어 가고 있다. 리더들이 영향력을 발휘해서 사람들의 잠재력을 최대한 이끌어 개인의 발전과 조직의 발전을 동시에 성취하는 과정이 잘 반영되어야 하지만, 때에 따라서는 팔로워로서의 역할도 발휘되어야 한다. 즉 리더와 팔로워의 역할이 과거처럼 확연하게 구별되지 않는다는 것이다.

이처럼 리더의 역할이 변해감에 따라 필연적으로 팔로워도 역할 변화를 가져왔으며, 팔로워에 대한 개념적 변화도 함께 요구되고 있다. Kelley(1994)에 의하면, 팔로워는 리더나 조직에 의존하는 수동적인 양떼가 아니라 리더를 보좌하는 1차적인 보조자로, 실질업무를 수행하고 리더와 조직의 성공을 좌우하는 사람이라고 하였다. 과거의 팔로워는 리더의 지시, 명령에 의해 행동하는 수동적인 의미를 갖고 있었으나, 리더가 팔로워를 감독하는 것이라기보다는 리더와 팔로워의 역할이 서로 다른 활동에서 동등하게 중요하다고 보았다.

Rost, J. C.(1995)는 팔로워에 대한 개념을 통해 팔로워의 역할을 다음과 같이 정의하고 있다.

첫째, 팔로워와 리더가 상호영향력을 행사하는 리더십 과정에서 활동 중인 사람만을 팔로워라고 한다. 팔로워들은 상황에 따라 활동의 정도가 다르지만 수동적이고 비활동적인 사람은 팔로워라고할 수 없다. 왜냐하면 그들은 영향력을 가질 수 없기 때문이다.

둘째, 모든 팔로워들은 고도로 활동적인 점에서 최소한의 활동적인 점까지 연결되는 연속선상 위의 어느 한 점에 위치한다. 어떤 팔로워들은 매우 활동적이고 어떤 팔로워들은 그렇지 못하며, 어떤 팔로워는 어떤 때는 활동적이지만 어떤 때는 그렇지 않다.

셋째, 어떤 하나의 리더십 관계 속에서 팔로워는 리더가 될 수 있고, 리더는 팔로워가 될 수 있다. 사람들은 관계가 존재하는 전체 시간 동안 리더 혹은 팔로워 중 어느 하나에 고정되지 않는다. 팔로워는 한동안 리더가 될 것이고, 리더도 한동안은 팔로워가 될 것이다.

넷째, 한 집단이나 조직 속에서 리더라 할 수 있으나, 다른 집단이나 조직 속에서 그들은 팔로워라 할 수 있다. 팔로워는 모든 리더십 관계 속에서 항상 팔로워는 아니다.

다섯째, 팔로워와 리더는 팔로워십과 리더십을 동시에 행하며, 하나의 관계를 형성하고 있다. 그들의 활동은 동전의 양면과 같이 리더십과 팔로워십은 동일하다고 보는 것이다.

따라서 팔로워란 리더의 생각과 비전을 공유하는 상호보완적인 관계이며, 합심하고 협력하는 가운데 조직의 목표를 달성하기 위하여 주어진 역할을 상황에 따라 적극적이고 창의적으로 수행해 나가는 사람으로 정의할 수 있다. 그러나 리더라고 해서 반드시 훌륭한 리더는 아니며, 팔로워라고 해서 반드시 리더를 효과적으로 따르지는 않는다(Kelley). 즉 리더 중에는 말을 물까지 이끌어 갈 수 없는 사람이 많이 있으며, 팔로워 중에도 퍼레이드 행렬을 맞추어 따라 갈 수 없는 사람이 많다는 것이다.

2. 팔로워의 유형

1) 로버트 켈리의 유형

대부분의 사람들이 자신이 어떤 리더십의 유형에 속하는지를 알고 있다. 그들은 자신이 어떤 리더인지, 리더로서의 장점과 약점은 무엇인지, 그리고 자신이 팔로워들에게 어떤 영향을 미치는지는 이해하고 있지만 자기 자신의 팔로워 유형에 대해서는 거의 인식하지 못하고 있다. 이러한 인식의 불균형은 문제를 초래할 수 있다. 로버트 켈리(Robert E. Kelley)는 이런 의식을 바탕으로 팔로워들의 행동을 최초로 개념화하여 팔로워 활동 분류의 기틀을 마련하였다(표 2-1).

Kelley(1988)는 팔로워의 유형을 구분하기 위해 팔로워의 행동 차원을 사고수준과 참여수준으로 나누었다.

첫째, 사고수준은 독립적, 비판적 사고(independent, critical thinking)에서부터 의존적, 무비판적 사고(dependent, uncritical thinking)까지의 범위이다. 스스로 자발적으로 생각하고 건설적인 비판을 하며, 자기 나름의 개성이 있고, 독립적이며 혁신적, 창조적인 사고를 하는 행동에서부터 과업수행에 관한 지식, 명령을 반드시 받아야 하고, 스스로 알아서 과업을 수행하지 못하며, 과업을 끝까지 독립적으로 이루어 놓지 못하고 생각하려 하지도 않는 행동에 이르기까지의 차원이다. 그리고 그 중간에 전형적인 팔로워가 있는데, 이들은 지시를 받으며 리더나 집단에게 저항하지 않는 사람들로 묘사되고 있다.

둘째, 참여수준은 과업활동에 능동적으로 참여하는 정도부터 수동적 활동수준까지의 범위이다. 능동적인 활동을 하는 팔로워는 솔선수범하고 선도적이며, 주체적이고 주인의식을 갖고 있으며, 적극적으로 참여하고 자발적으로 시도하며, 자신이 맡은 일 이상의 업무를 한다. 수동적 팔로워는 소극적이고, 게으르며 격려를 필요로 하고, 계속적인 재촉과 감독이 필요하고 책임을 회피하는 활동수준까지의 차원이다. 그리고 그 중간에 전형적인 팔로워가 있는데, 이들은 해야 할 일을 지시받은 뒤에는 감독 없이 일을 마치며, 자기 앞가림을 위해 변명을 늘어놓고, 시류에 편승해 행동하는 사람들로 묘사되고 있다.

또한 Kelley(1994)는 이러한 두 가지 행동차원인 사고수준과 참여수준의 조합에서 모범형, 수동형, 실무형, 순응형, 소외형인 5가지로 팔로워 유형을 구

표 2-1　Kelley의 팔로워십 유형 구분의 기준

팔로워의 행동 차원		The Power of Followership(1994)	In Praise of Followers(1988)	How to be a Star at Work(1988)
독립적/비판적 사고수준	적극적/능동적 참여수준			
높음	높음	모범형	모범형	스타형
낮음	낮음	수동형	양떼형	양떼형
중간	중간	실무형	생존형	실무형
낮음	높음	순응형	순종형	순종형
높음	낮음	소외형	소외형	소외형

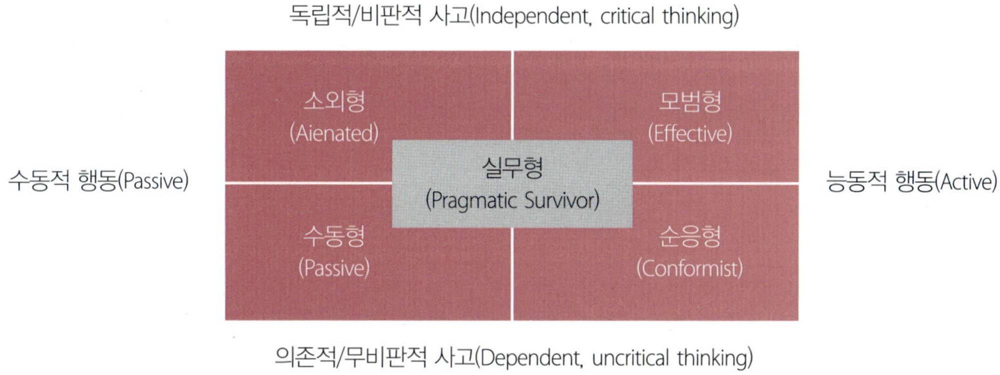

그림 2-2 Kelley의 팔로워십 유형 구분

분하였다. 팔로워의 유형을 설명하는 데 있어서 이차원적인(two-dimensional) 분석방법을 사용하여 사분면(quadrant) 상으로 표현하였다(그림 2-2).

(1) 모범형 팔로워

모범형(The effective/The star)은 팔로워십의 두 가지 특징인 독자적이고 비판적인 사고와 능동적인 참여를 다 잘 소화해내는 유형이다. 모범형 팔로워는 독립심이 강하고, 혁신적이고 독창적이며, 건설적인 비판을 내놓으며 리더와도 용감하게 맞서는 사람이다. 또한 관료적인 우둔함이나 비능률적인 동료들로 인해 장애를 받더라도 조직의 이익을 위해서 자신의 재능을 유감없이 발휘하며 적극적으로 맞선다. 또한 솔선수범하고 주인의식을 가지고 있으며, 팀과 리더를 도와주고 자기가 맡은 일보다 훨씬 많은 일을 한다.

말하자면 자신을 적극적이고 긍정적인 에너지로 가득찬 사람으로 지각한다. 리더의 의사결정 내용에 대해 현실적인 검증을 해보려 노력하고 동의하는 경우 최선을 다해 지원한다. 반면 동의하지 않는 경우 리더와 조직에게 나름대로의 대안들을 제공하면서 건설적이고도 도전적인 모습을 보인다.

모범형 팔로워의 특성은 첫째, 가치를 창출하는 직무활동에서 나타나는데 조직에서도 자신의 가치를 높이고, 자신의 업무에 부가가치를 높이기 위해 노력한다. 그리고 전문지식과 기술을 더욱 연마하고, 새로운 아이디어에 도전하며, 목표에 집중, 헌신하는 필수적인 능력을 갖추고 있다. 둘째, 원활한 인간관계로 조직을 공유지로 인식한다. 조직을 희생하여 자신의 욕망을 채우는 것이 아니라 다른 사람과의 상호 책임을 인식하고 이들과의 화합에 저해하지 않고 이들의 이익을 생각한다. 셋째, 적극적인 조직 내 활동으로 스스로 생각하고, 스스로 일을 지휘하고, 맡은 일은 끝까지 책임지며, 끊임없이 기관에 자신을 맞추고 재능을 닦고 자신이 어떻게 기여할 수 있는가의 관점을 맞추며 동료와 협조해 나간다. 그리고 리더와 동료에게 질문을 하며 능동적으로 배움의 자세를 갖춘다. 넷째, 팔로워는 자신의 믿음보다는 명령에 따라야 하는 상황이 많기 때문에 도덕적 궁지에 몰려 있다. 그러한 상황에서 팔로워는 용기와 양심으로 상황을 극복해야 하는데 이는 일의 해악을 구별하는 능력이 있으며 옳다고 판단되는 신념과 불굴의 정신으로 독특한 개성을 발휘한다. 이러한 모범형 팔로워는 적극적인 참여를 통해 리더의 힘을 약화시키는 것이 아니라 오히려 강화시킬 수 있으며, 조직의 업무를 효과적으로 산출하고 인간으로서의 가치를 최대한 높이려고 의식하면서 일상 업무를 수행한다.

(2) 실무형 팔로워

실무형(The pragmatic survivor) 팔로워는 리더의 결정에 의문을 품기는 하지만 그다지 비판적이지는 않다. 또한 요구받은 일은 수행하지만, 좀처럼 그 이상의 모험은 하지 않는다. 그들은 훌륭한 일을 하고 싶어 하지만, 위험을 무릅쓰려고 하지 않는다. 그리고 강력한 입장을 취하지만 유력 인사와 대립하는 일은 피한다. 의견대립은 최소한으로 억제하고, 어떤 실패에 대해서도 언제나 변명할 수 있는 자료를 주도면밀하게 마련해 놓고 있다. 말하자면 스스로 선봉장이 되지 않지만 그렇다고 조직에서 일어나는 일에 빠지는 법이 절대 없는 실용주의자이다. "상사나 조직의 비전은 바뀌기 마련이야. 시키는 모든 일을 다 할 필요는 없다는 것을 알게 되지"라고 혼잣말을 하는 사람들이다. 절대 쓸데없는 노력은 하지 않으려고 하기 때문에 주위로부터 얄미운 뺀질이라고 불리기도 한다.

이러한 실무형 팔로워는 각 개인의 성격 탓도 있지만 리더와 조직의 영향도 크게 받는다. 이러한 유형은 정부조직이나 인사이동이 잦은 조직에서 리더의 의지와는 달리 안전제일주의의 행동을 원칙으로 삼는다.

(3) 순응형 팔로워

순응형(The conformist/The yes−people) 팔로워는 적극적인 참여라는 면에서는 높은 점수를 받을 수 있지만, 독립적인 사고는 아니다. 이들은 리더의 판단에 지나치게 의존한다. 순응형은 명령을 받고 리더의 권위에 순종하며, 리더의 견해나 판단을 따르는 데 지나치게 열중한다. 그들은 부하가 권한을 가진 위치에 있는 리더에게 복종하고 순응하는 것은 의무라고 생각한다.

말하자면 항상 긍정적인 표정을 지으며 리더 편을 들지만 여전히 리더가 자신에게 비전과 방향제시를 해주기를 기대한다. 상사가 업무를 지시하면 신나게 일을 마무리한 다음, 리더 앞으로 다시 뛰어와 "이제 또 뭘 할까요?"하고 눈을 껌벅인다. 얼핏 생각하면 이상적인 것 같지만 진정한 팔로워십을 갖추기 위해서는 단순히 시키는 일만 꼬박꼬박하는 일꾼 이상의 역량이 필요하다.

이러한 순응형은 개인적인 측면과 조직적인 측면 그리고 사회적인 측면이 있는데, 개인적인 측면에서 그들은 자유를 두려워하는 성격이기 때문이다. 자유는 너무 많은 선택과 불확실성을 초래하기 때문에 이러한 사람들은 자유에 대한 두려움을 제거하기 위해 타인에게 의존하게 된다. 사회적인 측면으로는 순종을 장려하는 사회적 풍토에서 그들은 경쟁에 승리하기 위해 안정적인 것이 효율적이라고 선택한다. 그들은 조직에서 헌신적인 공헌자, 적극적으로 참여하는 사람으로 평가받고 있다. 그러나 복잡하고 혼란스러운 문제가 발생 시에는 효과적이지 못하다.

(4) 소외형 팔로워

소외형(The alienated) 팔로워는 독립적이고 비판적인 사고는 견지하고 있지만, 역할 수행에는 그다지 적극적이지는 않다. 유능하지만 냉소적인 소외형 팔로워는 리더의 노력을 빈정거리며 비판하면서도 스스로는 노력을 하지 않거나 서서히 불만스러운 침묵 속으로 빠져드는 것이 보통이다. 말하자면 리더가 새로운 제안을 할 때마다 그 일을 하지 말아야 하는 이유를 열 개씩 늘어놓는 부정적 유형이다. 어떤 상황에서든 쉽게 행동으로 옮기지 않고 모든 것에 냉소적 태도를 취한다. 하지만 이들은 조직에서 용감히 자신의 의견을 이야기할 수 있는 유일한 유형이므로 상사입장에서는 유용하게 활용하는 것이 좋다.

이들의 소외는 충족되지 않은 기대와 깨어진 신뢰에서 비롯된 것이다. 신뢰의 결여는 팔로워에게 중대한 문제가 되며, 기대가 충족되지 않았을 때 생긴다. 이러한 소외형 팔로워는 개인이나 조직이 우수한 성과에도 불구하고 공헌에 대해서 인정받지 못하게 되는 현상에서 기인한다.

(5) 수동형 팔로워

수동형(The passive/The sheep) 팔로워는 모범형 팔로워와 정반대이다. 극단적인 경우 그들은 생각하는 일은 리더에게 맡기고, 임무를 열성적으로 수행하지 않는다. 책임감이 결여되어 있고 솔선하지 않으며, 지시 없이는 주어진 임무를 수행하지 못하고 맡겨진 일 이상은 절대 하지 않는다. 말하자면 리더 앞에 턱 받치고 앉아 "내가 뭘 할지 알려주세요. 나에게 동기부여를 해 주세요"라고 말한다. 상사는 "이 사람에게 오늘 뭘 시켜야 하나, 어떻게 말해주어야 하는가"를 매일 고민하게 된다. 수동형 팔로워가 되는 원인은 그들의 성격이라고 하기보다는 팔로워십 기능을 발전시키지 못한 사람들이라고 할 수 있다. 이러한 현상은 리더가 모든 상황을 통제하고 목표와 결정을 독단적으로 내리고 감시의 눈을 쉬지 않으며, 팔로워가 수동적인 역할로 빠져드는 것을 조장한다. 이처럼 팔로워에게 규정을 지키게 하기 위해서 위협 수단을 사용할 때 수동형 팔로워가 많이 생긴다. 때문에 리더가 팔로워를 어떻게 대하느냐에 따라서 그들은 행동을 규정한다.

5가지 팔로워 유형 중에서 모두가 육성하고자 하는 팔로워의 유형은 바로 모범형으로서 조직에 대한 비판력과 공헌력을 가진 바람직한 유형이다. '수동적인 양(Passive Sheep)'이 결코 아니며 조직의 성공에 적극적으로 참여하면서 동시에 적절하다고 판단될 경우 '용감한 양심을 행사할 수 있는' 독립적 인물들이라고 설명하고 있다. 이런 모범형 팔로워는 조직의 운명과 성공의 80%를 결정할 수 있는 핵심적 역량을 소지하게 된다.

Kelley는 이와 같이 팔로워십에 대한 5가지 유형을 창출해 냄으로써 많은 학자들과 실무자들의 관심을 끌기 시작하였는데, 이러한 관심은 오늘날의 사회가 필요 이상으로 리더를 숭배하는 잘못된 문화에 젖어 있다고 비판하는 데서 출발하고 있다. 실무적으로도 리더와 팔로워가 서로에게 영향을 미치는 것은 조직에서 필수적인 것으로 되었다. 따라서 팔로워십은 조직의 리더 그리고 구성원들과 함께 능동적이고 긍정적인 태도로 조직의 목표를 추구하는 데 자

연구를 통한 간호사의 팔로워십 유형

한국간호사의 유형을 직무와 관련하여 팔로워의 유형을 살펴보면 다음과 같다.

수간호사를 포함한 임상 간호사 173명을 대상으로 모범형의 간호사들이 다른 유형에 비해서 직무만족과 직무몰입이 더 높은 것으로 나타났다(구옥희, 최옥순, 2000: 한지영, 2007). 반면에 일반간호사와 책임간호사 326명을 대상으로 한 연구에서는 순응형이 조직몰입이 가장 높고 다음으로 모범형으로 나타났으며, 사후 검증 결과 순응형과 모범형이 다른 유형보다 높은 것으로 나타났다(신은숙, 2004). 팔로워십이 직무만족, 직무몰입, 이직의도와 같은 조직유효성과 유의적인 상관관계를 나타냈고, 모범형의 팔로워가 다른 유형에 비해 직무만족과 조직몰입이 높게 나타났다(최광신, 2001). 또한 팔로워십 유형별 임파워먼트가 직무만족, 조직몰입에 미치는 영향을 분석한 결과에서는 모범형, 실무형, 수동형에 대해서는 유의하게 차이를 나타냈으나, 순응형, 소외형은 유의한 차이를 나타내지 않았다(전윤주, 2004).

이와 같이 간호사를 대상으로 한 선행연구에서 팔로워십 유형 중 가장 많이 나타난 유형은 실무형이었고, 모범형, 순응형으로 나타났다.

신의 맡은 직무를 능률적으로 해낼 수 있는 유능성과 조직의 유효성을 창출하는 데 필요한 열정과 지성, 자기 믿음을 기반으로 참여하는 과정이라고 할 수 있다.

2) 페트릭 타운센드의 팀십 유형

페트릭 타운센드(Patrick L. Townsend)의 팀십(teamship) 유형은 팀워의 상호 연관된 개념으로 팔로워십과 리더십으로 구분한다. 팀이 같이 일할 때 중요한 것은 팀을 리드하는 것, 따르는 것과 그리고 팀으로 일하는 것이다. 팔로워십은 수동적 팔로워십과 능동적 팔로워십으로 분류하고, 리더십을 소집단의 리더십과 대집단의 리더십으로 분류하였다. 팀십은 팔로워십과 리더십을 연속적인 과정(Leadership-Teamship-Followership Continuum)으로 연결하여 다음과 같이 보여준다(그림 2-3).

(1) 수동적 팔로워십

수동적 팔로워십(passive followership)은 켈리의 수동형과 유사하여 팔로워

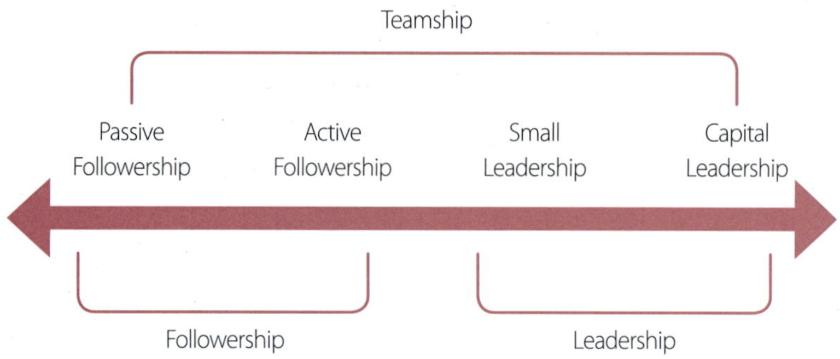

그림 2-3 타운센드의 팀십 유형

의 부정적인 고정관념을 형성하고 무방비 상태의 어린아이와 같은 팔로워십 형태이며 마음과 감정을 닫아버리고 의사결정과정에 연관되는 것을 회피하고 최소한의 것만 하는 팔로워를 의미한다. 수동적 팔로워십은 '리더를 의심 없이 맹목적으로 따르는 유형'으로 보았다.

(2) 능동적 팔로워십

능동적 팔로워십(active followership)은 리더와 팔로워 간의 관계가 그들의 이해와 성공을 보장하며 리더와 연관되어 이느 정도 질문을 하거나 제안을 함으로써 의사결정과정에 개입할 수 있는 역량을 보유하고 있다. 팔로워가 자신의 리더를 이해하고 성공을 위해 상호 교류할 때 발생한다. 능동적 팔로워십은 바람직한 팔로워십 형태로 팔로워는 리더와의 관계에 있어서 적극적인 역할을 수행한다고 보았다.

(3) 소집단의 리더십

소집단의 리더십(small leadership)은 대부분의 사람들이 가장 일반적으로 보여주는 리더십 형태로서 리더의 자기중심적인 형태이다. 그것은 대집단의 리더십이 가지고 있는 공식적인 책임감이나 권위를 가지고 있지 않기 때문에 대개 사람을 대하는 효과적인 스킬이 필요하다. 따라서 매일매일 협력하도록 하는 팀 리더가 필요하다.

(4) 대집단의 리더십

대집단의 리더십(capital leadership)은 독립적으로 기능하고 조직의 방향을 설정하고 사람과 자원을 움직이는 의사결정을 하며 조직을 특정 방향으로 움직이도록 할 수 있는 리더십 형태이다. 이러한 리더십은 대체적으로 사장, CEO, 기업회장 등에서 볼 수 있다.

팀십(teamship)은 리더십과 팔로워십이 중첩되는 중간에 위치하여 팔로워십과 리더십이 서로 마주치기도 하며 중복되기도 한다. 팀십의 연속적인 과정의 특징을 보면 다음과 같다.

첫째로 누구도 어느 한 점에 머무르지 않는다는 점이다. 물론 어느 한 점에 위치할 수도 있으나 개인적인 노력이나 리더의 코칭을 통해 다시 좌 · 우로 이동할 수 있다. 즉 팀십은 매우 유동적이며 이러한 팀에서는 누가 공식적인 리더인지 정확히 분간하기 어렵다. 모든 구성원은 상황에 따라 팔로워십, 리더십 그리고 팀십을 동시에 가지고 있으며 개인적인 노력이나 주위의 도움을 통해 자유롭게 왕래 할 수도 있다. 결국, 조직에서는 구성원들이 자연스럽게 하나의 역할에서 다른 역할로 옮겨가기를 원하며 리더십에서 팔로워십으로, 팔로워십에서 리더십으로 그리고 리더십과 팔로워십이 폐지 또는 중첨된 팀십으로 자유자재로 이동한 것을 인정하고 있는 것이다.

두 번째로 모든 사람은 동시에 여러 가지 팀십의 연속적인 과정에 있을 수 있다. 예를 들면, 회사에서는 적극적 팔로워십에 있다가 집에서는 대집단의 리더십에 있게 되고 저녁에는 동창모임에서 소집단의 리더십과 팀십에 있을 수 있다. 주말에 테니스를 치러 가는 의사결정 시에는 대집단의 리더십을 보인 후 바로 팀십으로 돌아오기도 한다. 즉 모든 사람은 팀십의 연속적인 과정을 앞뒤로 자유롭게 왕복할 수 있다.

세 번째로 팀십의 주요 원리는 리더십과 팔로워십의 기준으로부터 나온다. 리더십, 팔로워십, 팀십은 서로 다른 것이 아니라 다음 단계의 준비단계에 불과할 뿐이다. 물론 리더십이 제일 앞에 나오는 것이 사실이지만 그것이 유일하거나 삶의 모든 것은 아니다. 특정 장소, 어느 순간, 일단의 사람들과 함께 할 때 반드시 리더가 필요하면서도 동시에 팀 동료와 팔로워들도 반드시 필요하다. 또한, 미리 리더로서, 팀 동료로서, 팔로워로서 정해진 역할이 있는 것도 아니다. 팔로워십과 리더십을 연결하는 것이 바로 팀십이다.

21세기 조직은 개인들이 자연스럽게 하나의 역할에서 다른 역할로 즉 리더십에서 팔로워십으로, 팔로워십에서 리더십으로 그리고 리더십과 팔로워십을 대체한 팀십으로 옮겨가는 것이 요구되며 리더십, 팔로워십, 팀십의 연속이 필요하다.

3) 바버라 캘러맨의 유형

바버라 캘러맨(Barbara Kellerman)은 그의 저서 "Followership(2008)"에서 권력(power), 권한(authority), 영향력(influence)의 역학관계(dynamics)를 기준으로 더 많이 가진 자를 리더로, 덜 가진 자는 팔로워로 구분하면서 팔로워의 유형을 리더와 조직에 연계된 정도(level of engagement)에 따라 나누었다. 우리가 인간이기 때문에 때로는 리더나 조직을 이끌기도 하고 때로는 따르기도 한다. 즉 우리가 팔로워이지만 항상 따르지만은 않는다는 것이다.

모든 팔로워를 일직선상에 올려놓고 아무것도 느끼지 못하고 행동하지도 않는 이들부터 시작해서 매우 열정적이며 깊이 참여하는 이들까지 무관심자(isolate), 방관자(bystander), 참여자(participant), 운동가(activist), 완고주의자(diehard)의 다섯 유형으로 분류하였다.

(1) 무관심자

무관심자(isolate)는 관심의 동기가 없는 자들로 리더와 조직으로부터 완전히 분리돼 스스로 힘이 없다고 생각하고 정보도 갖고 있지 않다. 무관심 속에 기본적으로 아무것도 모르고 아무것도 하지 않는다. 예로는 '미국의 선거 현실'에서 '왜 투표하지 않는가?'라는 질문이다. 이는 우리나라의 상황에도 적용된다. 결론은 특별한 이유와 목적에서가 아니라 단순히 선거와 정치에 관심이 없기 때문이다. 무관심자는 그들의 리더, 경영자와도 어떤 관계를 맺지 않기 때문에 조직체로부터 격리되어있다. 이들이 침묵을 지키는 이유는 외부와 분리되어있기 때문이다.

(2) 방관자

방관자(bystander)는 그저 지켜보기만 할 뿐 참여하지 않는 자들이다. 그들의 결정은 사실상 중립선언으로, 현상 유지를 위해서 누구든 그리고 무엇이든 암묵적으로 지지하는 것이다. 중요한 점은 방관자는 상황에 대해 무지한 자들 즉 무관심자와는 구분되며 또한 적극적으로 참여하는 사람들과도 다르다는 것이다. 그 예로 나치 독일 시대의 독일 민족과 유대인, 방관한 국가들과 국제기구들을 들 수 있다. 방관자가 된다는 것은 '현상유지를 위해 누구든 또는 무엇이든 간에' 암묵적으로 지지하는 것과 마찬가지이며 이는 커다란 의미를 가진다. 실제로 그 방관자의 수가 많을 경우 그들은 '사건의 경과를 형성'하는 존재가 된다. 영국의 정치가이자 정치철학자인 에드먼드 버크(Edmund Burke)는 다음과 같은 유명한 격언을 남긴다. "승리하기 위해 반드시 필요한 것은 선한 자들의 침묵이다." 이와 같이 방관자는 주변의 상황을 알고 있으나 의도적으로 거기에 참여하지 않기고 결정을 내린 팔로워이다.

(3) 참여자

참여자(participant)는 리더와 조직에 깊이 연계된 자들로서 시간 등을 투자하여 자신의 영향력을 최대한 발휘하고자하며 변화에 기여하고자 한다. 전문성이 부족하기 때문에 회사 경영자는 일정 부분을 부하직원들에게 의지할 수밖에 없으며 부하직원의 조언 때에 따라 지침처럼 듣는다. 바로 이런 부하들이 참여자이다. 그 예로 최고의 제약회사이자 윤리경영으로 유명했던 머크(Merks)사가 2,000년을 전후해 바이옥스 제품의 부작용과 사측의 은폐로 인해 하루아침에 명예가 실추된 사건을 들 수 있으며, 여기에 개입했던 나쁜 팔로워와 좋은 팔로워가 있다. 전문가들이 약하고 우유부단한 리더 밑에서 일할 때 실수를 범할 가능성이 높으며 또한 자신을 비판하는 사람들에 대해 방어하려는 습성을 가지게 될 경우 문제에 봉착할 수 있다. 그들이 속한 조직 또는 개인의 이익을 외부 또는 공공의 이익보다 중요시할 경우에도 문제를 야기할 수 있다. 참여자는 대개 보통 사람들이지만 그들의 리더가 방관하는 문제에 대해 매우 강한 감정을 가지고 그것과 관련해 무언가를 하기로 결정한다.

(4) 운동가

운동가(activist)는 리더와 조직에 대해 매우 의욕적이고 적극적으로 참여하는 자들로서, 리더를 대신하여 열심히 일하거나, 반대로 그들을 약화시키기 위해 노력한다. 리더에 대해 강한 감정을 가지고 그에 따라 행동한다. 이들은 일반적인 형태의 권력, 권한이나 영향력은 없지만 어떤 때는 군대에 버금가는 힘을 행사할 수 도 있고 기득권의 질서를 뒤집을 수도 있다. 그 예는 1990년대부터 드러난 보스턴의 가톨릭교회 성직자의 성추행 사건에 대해 교회가 피의자를 보호하면서 시작된 신자들의 저항이다. '신념자의 목소리'라는 이름의 평신도 단체가 어떻게 가톨릭교회의 추기경를 몰아내는지를 볼 수 있다. 이처럼 운동가는 팔로워임에도 불구하고 어떻게든 변화를 이끌어내고자 하는 사람이다.

(5) 완고주의자

완고주의자(diehard)는 목적을 위해 죽을 각오로 뛰어드는 팔로워이다. 완고주의자는 리더에게 매우 높은 수준으로 헌신하거나 그 반대로 리더가 가진 권력, 권한, 영향력을 잃도록 수단을 가리지 않는다. 그 예는 아프가니스탄을 배경으로 한 미국 펜타곤 주도의 아나콘다 작전이다. 비록 실패한 작전이었지만, 군대라는 조직에서 임무를 수행하기 위해 목숨을 내건 군인들을 통해 조직적인힘과 움직임을 보여준다. 다른 예로 자살폭탄 테러와 같은 사건으로 다른 사람의 명령을 따르기 위해 자신의 목숨까지 바친다. 이들 역시 확실한 권력, 권한, 영향력의 원천 없이 개인이나 사상을 위해 목숨을 바치는 다른 종류의 완고주의자이다. 완고주의자는 결국 변화를 만들 수밖에 없고, 자기 신념에 의해 소진된다. 따라서 팔로워의 모든 유형 중 리더가 될 가능성이 가장 높은 자는 완고주의자다.

3. 효과적인 팔로워

1) 팔로워 성장의 패러다임

오늘날 팔로워의 중요성이 부각되면서 팔로워에 대한 새로운 인식과 이해를 위한 패러다임의 모색이 요구되고 있다. 이러한 패러다임을 위한 3가지 측면이 있다.

(1) 사분면에서 연속체로의 연속적인 관점

팔로워는 바라보는 관점이 몇 가지 특징에 의해 분류되는 사분면(dimension)으로가 아니라 한쪽 끝에서 다른 쪽 끝까지 연속체(continuum)로 바라보게 되었다는 점이다. 리더십 이론에서는 주로 배려와 구조, 관계와 성과, 인간과 직무를 중심으로 사분면을 구성하여 구분지어 왔다. 그러나 팔로워십은 조직에 새로이 진입하면서부터 퇴직에 이르기까지 오랜 시간을 거쳐야 하기 때문에 어느 한 순간, 한 시점만의 기준으로는 모든 과정을 섭렵하기 힘들고 너무 많은 기준이 요구될 수 있다. 따라서 시간의 흐름에 따라 나타나는 모습을 그때그때의 객관적인 사실로 인식할 필요가 있게 되었다.

(2) 고정적에서 유동적으로의 변화의 관점

팔로워는 변하고 있다. 과거에는 팔로워 및 팔로워십에 대한 일반적인 특성 및 유형을 제시하고 당연히 이러한 모습을 갖추기 위해 교육, 훈련이 필요하고 본인 스스로도 노력을 해야 한다는 관점이 지배적이었다. 그러나 조직 내에서 팔로워는 직급과 직위가 상승함에 따라 다른 모습을 보이게 되고 이에 필요한 팔로워십도 따라서 변할 수밖에 없다.

(3) 팔로워십에서 리더십으로의 전환

팔로워십이 리더십으로 전환된다. 리더십은 독자적으로 존재하지만 팔로워십은 완전히 독립적인 것이 아니다. 리더십은 팔로워십으로부터 나오고 팔로워십이 완성되면서 리더십으로 전환된다고 보아야 한다. 과거에는 리더십만 존재했었고 1980년대 이후 팔로워십이 등장하기 시작하였으나 아직 팔로워십의 이론적 토대를 구축하는 데 집중되어 있고, 리더십과 팔로워십을 동전의 양면으로 보고 이를 동일한 관점에서 접근하려는 노력은 부족한 실정이다.

2) 팔로워의 성장모형

팔로워십은 이론이 아니라 실제이며 실천적이며 역동적이다. 팔로워십은 조직이 필요하고 조직 내에서 리더와 팔로워의 상호작용이 필요하며 리더와 팔로워의 상호 영향력을 주고받는 상황이 필요하다. 팔로워는 반드시 리더로 성장한다. 리더는 팔로워를 거치지 않고 갑자기 리더가 되는 경우는 없다. 특히 조직계층구조에서는 그렇다. 팔로워든 리더든 고정되어 있는 것이 아니라 매일매일 성장한다. 팔로워가 리더로의 전환하는 4가지 모델이 있다(그림 2-4).

(1) 팔로워에서 리더로 전환되는 모델

이 모델은 조직이 연공주의가 우세한 경우에 해당한다고 볼 수 있다. 즉 연공에 의해 일정 기간이 경과하면 자동적으로 리더로 전환되는 경우로서 팔로워로서의 역량이나 수준과는 무관한 경우이다. 조직 내부 직급구조(위계서열구조)에 따라 승진을 통해 관리자 직위로 변해감에 따라 자연스럽게 팔로워에서 리더로 전환해 감을 의미한다. 여기에서는 팔로워나 리더라는 역할과 책

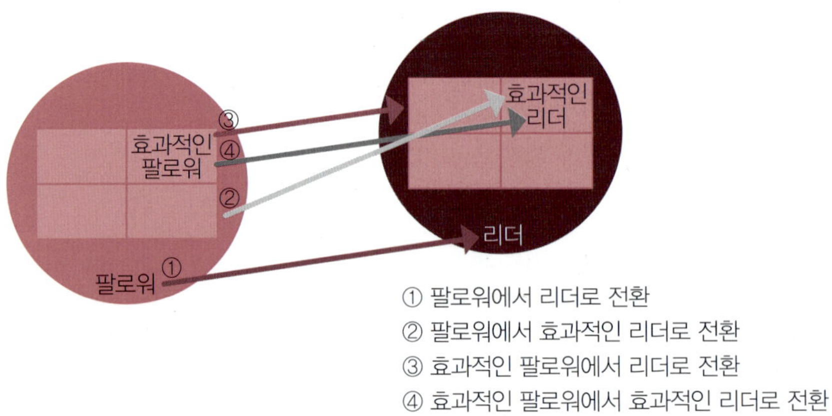

그림 2-4 팔로워의 성장모형

임에 따른 의미보다는 조직 내 직급, 호칭 등에 따른 구분으로 보는 것이 타당하다. 특히 팔로워가 리더로 변해가기 위해 요구되는 리더십의 모습을 따로 떨어져서 제시하고 팔로워가 리더가 되어가는 과정 및 결과에는 무관심한 상황이라고 볼 수 있다. 즉 조직은 바람직하나 리더의 모습만을 제시하고 있으며 팔로워는 스스로 노력해서 리더의 모습을 닮아가려고 노력할 뿐으로 리더는 자동적으로 되기 때문에 리더로서의 모습을 보유하고 있는지에 대해서는 무관심한 형이라고 할 수 있다.

(2) 팔로워에서 효과적인 리더로 전환되는 모델

이 모델은 여러 해 동안 익힌 기술을 지향하는 연공지향적 조직이나 성과지향적 조직에서 모두 나타날 수 있다. 팔로워로 근무하고 있을 때 지속적인 교육과 훈련을 통해 리더로서의 자질과 역할을 감당할 수 있는 역량을 키워 효과적인 리더로 육성하는 것이다. 조직에서 팔로워를 리더로 육성시키기 위해 시도하는 가장 일반적인 형태이다. 단지 리더십 교육 및 훈련을 통해 리더가 되어야 하고 미래에 리더가 된다는 전제하에 팔로워로서의 역량이 무시되고 무작위로 모든 팔로워를 대상으로 리더십 교육을 시키고 있는 상황이다. 팔로워의 역량 및 가능성을 무시하고 이론적으로 보여지는 가장 합리적이고 타당한 리더의 모습만을 제시하여 이를 지향하도록 할 뿐이다. 따라서 어떠한 리더가 되어야 하며 리더가 되는 과정을 체계적으로 이끌고 지도하는 과정은 없다. 극단적으로 교육, 훈련을 통해 '먼 하늘의 달을 지시하고 팔로워는 달이 아니라 그 손끝'만을 바라보게 되는 반복이 계속되고 있다.

(3) 팔로워를 가장 효과적인 팔로워로 육성시킨 후 리더로 전환시키는 모델

이 경우는 성과지향적인 조직에서 주로 나타나며 가장 현실적으로 우리가 추구해야 할 모형이라고 할 수 있다. 팔로워가 팔로워로 근무하고 있을 때 팔로워로서 최대한의 자질과 역량을 키워 효과적인 팔로워로 만든 후에 비로소 리더로 전환시키는 것을 의미한다. 이 과정에서 탈락도 생기며 모든 효과적인 팔로워가 효과적인 리더가 되는 것은 아니다. 우선적으로 노력해야 할 모습이다. 이 단계에서는 모든 팔로워를 리더로 육성시키는 것도 중요하지만 무엇보다도 먼저 팔로워가 팔로워로서 제 역할을 하도록 육성하는 것이 더욱 중요하다는 것을 말하고 있다고 볼 수 있다. 팔로워로서의 자질과 역량이 되지 않는 팔로워를 무조건 리더로 키운다는 것은 어불성설이다. 모든 조직은 일단 이 단계를 가장 우선적으로 도입할 것을 고민해 보아야 할 것이다.

(4) 효과적인 팔로워가 효과적인 리더로 전부 전환되고, 효과적인 리더가 조직 내에서 확산되어 모든 일반 리더가 효과적인 리더로 전환되는 모델

이 모델은 가장 이상적이고 합리적인 모형이다. 팔로워의 성숙과 팔로워가 리더로 성장해가는 면을 볼 때 이 모델이 가장 바람직한 모습이라고도 볼 수 있다. 그러나 아주 어렵고 장기간이 걸리는 문제가 있다. 왜냐하면 앞의 그 전 단계도 아직 이루어지고 있지 않기 때문이다.

이상으로 기존의 리더십 이론과 팔로워십 이론은 리더십과 팔로워십을 설명하는 데 있어서 이차원적인(two-dimensional) 분석방법을 사용하여 사분면(quadrant)상에 나타내는 것이 일반적인 방법이었다. 여기서 팔로워에서 리더로의 4가지 전환 모델의 공통점을 찾아보면, 팔로워와 리더가 독립적으로 구분되어 조직 내에서 별개로 존재하는 것처럼 보이지만, 이들은 상호 유기적으로 연계되어 팔로워로부터 리더로의 연속적인 과정(continuum)으로 육성하고 성장한다는 사실이다. 이러한 연속적인 과정은 어느 일정시기에 이차원적인 척도를 기준으로 단순히 연속선상 위의 한 점에서의 연속이 아니라 다음 단계로의 성장이 특징이다. 즉 일반적인 팔로워에서 효과적인 팔로워, 일반적인 리더에서 효과적인 리더, 효과적인 팔로워에서 일반적인 리더의 성장과 전환으로의 과정이다(그림 2 5).

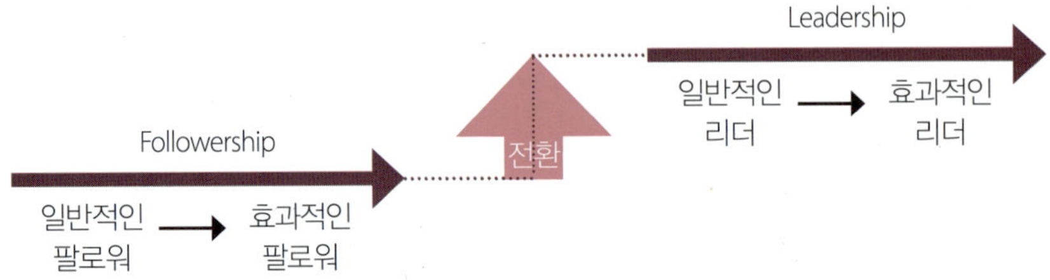

그림 2-5 팔로워십에서 리더십의 성장과정

3) 팔로워십 이론을 통한 성장모형

(1) 로버트 켈리의 성장모형

로버트 켈리(Robert E. Kelley)는 사고방식과 행동양식을 두 축으로 하여 이차원적인 분석방법을 사용하여 사분면상의 5개 팔로워 유형을 제시하였고, 그중에 모범형 팔로워는 조직에 필요한 진짜 팔로워이며 나머지 4개 유형의 팔로워는 모범형 팔로워가 되기 위해 노력해야 한다고 하였다.

첫째, 소외형 팔로워는 이미 독자적이고 비판적인 사고를 갖고 있기 때문에 모범형 팔로워가 되기 위해서는 부정적인 면을 극복하고 적극적으로 참여하도록 노력하는 것이 중요하다. 깨진 신뢰를 회복하고 기대를 충족시키기 위해서는 자신의 감정을 리더나 조직에 솔직히 털어놓고 과거의 감정을 버리고 새롭게 시작하며 리더와 대립에 쏟은 정열과 재능을 역할수행과 미래를 향해 발휘해야 한다.

둘째, 수동형 팔로워가 모범형 팔로워가 되기 위해서는 팔로워의 재능의 범위를 배울 필요가 있는데 따르는 것(followering)이 아무 생각 없는 수동적인 행동인 스포츠 구경이 아니라는 점을 이해해야 한다. 수동형 팔로워들은 자신을 희생하여 모든 일에 적극적으로 참여해야 한다.

셋째, 순응형 팔로워는 헌신적인 공헌자이며 적극적으로 참여하고 있는 사람으로 평가받고 있으므로 모범형 팔로워가 되기 위해서는 독립적이고 비판

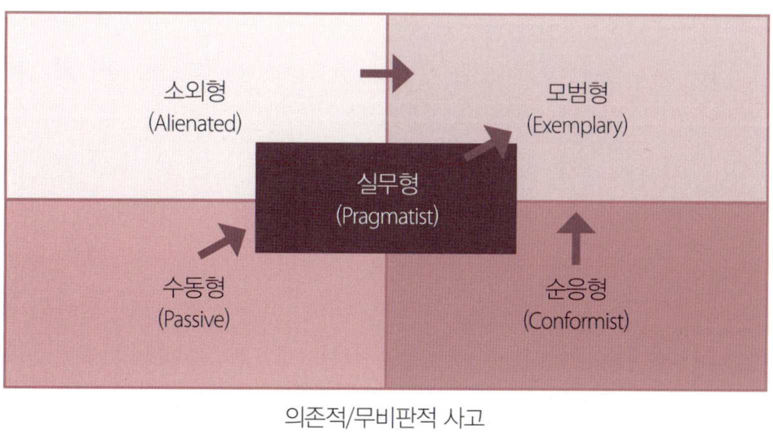

그림 2-6 팔로워십에서 리더십의 성장과정

적인 사고를 하고 그것을 행사하는 용기를 키울 필요가 있다. 그러기 위해서는 자신의 견해에 대해 자신감을 갖고 조직이 당신의 견해를 필요로 한다는 점을 깨달아야 한다.

넷째, 실무형 팔로워가 모범형 팔로워로 변화하기 위해서는 현재보다 더 정열적인 행동과 공격적인 사고가 필요하다. 이들은 상향적 목표를 설정하고 충분히 발휘하지 않았던 재능을 발휘해야 한다(그림 2-6).

(2) 페트릭 타운센드(Patrick L. Townsend)의 팀십 성장모형

타운센드(Patrick L. Townsend)는 팀십(teamship) 개념을 도입하여 팔로워로부터 리더로 성장, 전환되어 가는 단계가 일의 연속선상이 아니라 중첩되어 있음을 보여준다.

타운센드는 이 모델을 통해 팀십은 팔로워십과 리더십의 양 중간에 걸쳐 있어서 팔로워십과 리더십은 서로 마주치기도 하며 중복되기도 한다고 하였다. 또한, 모든 구성원은 상황에 따라 팔로워, 리더십 그리고 팀십을 동시에 가지고 있으며 개인적인 노력이나 주위의 도움을 통해 자유롭게 왕복할 수도 있다고 보았다. 결국, 조직에서는 팀십의 성장을 위해 구성원들이 자연스럽게 하나의 역할에서 다른 역할로 옮겨가기를 원하며 리더십에서 팔로워십으로, 팔로워십에서 리더십으로 그리고 리더십과 팔로워십이 없는 팀십으로 자유자재로 이동할 때 성장모형이 완성된다(그림 2-7).

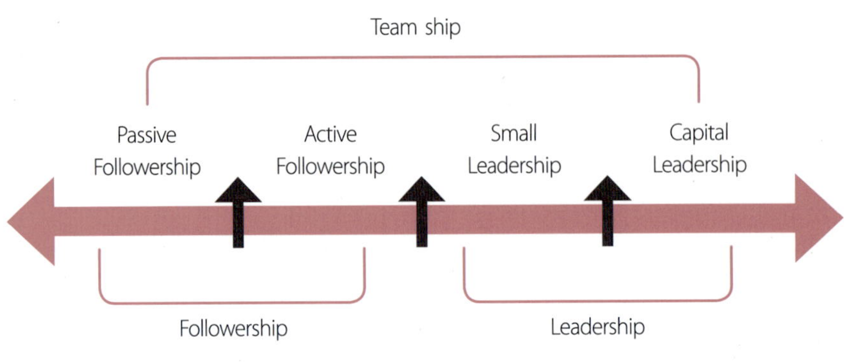

그림 2-7 타운센드의 팀십 유형

4) 팔로워의 성공 키워드

어떠한 부하가 리더에게 꼭 필요한 지는 상황마다 다르겠으나, 구체적으로 다음 두 가지를 고려해 볼 수 있다. 그 첫째가 리더를 살리는 팔로워이고, 둘째는 리더 입장에서 생각하는 팔로워이다. 리더를 거부하지 않고 리더에게 열린 마음과 협조를 제공하고 리더의 입장을 배려하면서 힘을 주는 팔로워는 리더의 가장 큰 힘이 된다. 다음은 성공하는 팔로워의 7가지 키워드이다(신인철).

(1) 헌신

헌신(self-sacrifice)이라는 말 자체는 영어나 한문에서도 뜻 자체가 '제물을 바침'이라는 '희생'을 의미한다. 지금까지 팔로워는 '단순한 2인자가 아니라 조직을 이끌어가고 조직의 중추가 되는 또 하나의 1인자'라고 말해왔으면서 뜬금없이 '희생'을 말한다면 의문을 가질 수도 있겠다. 하지만 헌신이야말로 성공적인 팔로워십 발휘를 위한 가장 으뜸되는 요소이다.

헌신이라는 단어는 몸(身)을 바치는(獻) 그 주체는 바로 그 자신이 됨을 알 수 있다. 즉, 헌신이라는 말에 담긴 진정한 의미는 '자발적'이라는 단어에 있는 것이다. 아무리 조직의 일에 내 몸을 바쳐서 일해도 그것이 자발적이지 않으면 그것은 헌신이 아닌 단순한 동참에 지나지 않는다. 진정한 팔로워인가 아닌가의 해답은 '자발적이냐, 아니냐'에 있다.

진정한 팔로워들은 자발적인 동참을 통해 조직과 자신을 일치시켜 조직의 발전을 위해 자신을 발전시키고, 자신의 발전을 통해 조직을 발전시키는 상호 발전의 선순환을 이루고자 노력하게 된다. 자신의 헌신이 자신의 몸을 던지는 헌신이 아니라, 자신의 발전이 조직의 발전을 불러오고 발전된 조직이 다시 자신의 발전에 힘을 보태주는 선순환 구조를 구축하는 것이다. 헌신이 곧 '투자'가 되는 것이다. 현대에 있어서 자신의 몸을 제물로 바칠 수 있는 사람이라면 헌신은 실제로 투자가 될 수 있다.

(2) 방향성 통일

조직에는 분명히 조직의 향방을 이끄는 리더라는 드라이버가 있고, 조직의 실행 부분을 담당하며 미들맨과 브레이커 역할을 하는 팔로워가 있다. 그들이 하나의 팀, 곧 회사나 기관 같은 조직을 이루어 처음 업무를 시작할 때는 별다른 실력 차가 나지 않는다. 그러나 '경영방향 변경', '매출 하락' 등의 위기 상황이 발생했을 때 리더와 팔로워들이 보여주는 모습에서 점차 그 조직의 실력이 드러나게 되는 것이다.

리더의 지시나 방향 설정에 대해서 한 방향으로 정렬할 수 있는 능력, 그것이 바로 성공적인 팔로워가 되기 위한 두 번째 키워드이다. 그러나 두 번째 키워드인 '방향성 통일(unity)'을 이야기하면 많은 사람들이 무조건적인 순응을 하거나 예스맨이 되라는 거냐며 되묻는다. 결론부터 말하자면 이는 방향성 통일의 의미를 100% 잘못 이해했기 때문에 나오는 것이다.

만약 평상시 조직에서 일상적인 활동을 할 때에 다른 반론이나 다른 시각을 수용하지 않고 모든 조직원이 한 방향으로만 정렬한다면, 이는 차라리 뿔뿔이 딴 방향을 쳐다보며 달리는 조직보다 더 위험한 상황에 처할 가능성이 많다.

그럴 때는 서로 간의 다양성을 존중해 주고, 최말단의 팔로워라도 리더의 결정에 다시 한 번 의문을 제기하고 보다 나은 방향으로 결정하는 방법은 없는지 꾸준히 토론하고 의견을 다퉈야 한다. 그러나 회사나 조직이 그 역량을 발휘해야 할 시기이거나 경쟁 조직, 경쟁 업체와 다퉈야 할 시기, 또는 회사나 조직에게 있어서 위기의 상황이 닥치면 구성원들은 일사분란하게 그 방향성을 통일시켜야만 한다. 리더가 오른쪽을 바라보면 함께 오른쪽을 바라보고, 왼쪽을 바라보면 함께 왼쪽을 바라보며, 리더가 뒤를 돌아보면 함께 뒤를 돌아봐야 하는 것이다.

진정 성공적인 조직은 평상시 잘 나갈 때 얼마나 조직이 잘 굴러가느냐로 판별되는 것이 아니라 조직의 명운이 달린 결정의 순간이나 내부의 혼돈이 유발되는 갈등의 상황, 위기감이 증폭되는 순간에 얼마나 빨리 그리고 효율적으로 그를 해결하고 정상을 되찾느냐로 판가름 난다.

(3) 몰입

인사 담당자들 사이에서 흔히 가장 잘 훈련되고 조직 내에서 성과를 만들어내는 데 탁월한 능력을 가진 직원들로 마이크로 소프트 사의 직원들을 꼽힌다. 하지만 많은 인사 담당자들이 한 번이라도 마이크로 소프트 사를 방문하고 나면 이내 '세계 최고의 직원'으로 그들을 꼽는 데 주저하지 않는다. 그 이유는 바로 그들의 몰입(concentration)하는 능력, 특히 조직과 자신의 업무에 몰입하는 능력 때문이다.

마이크로 소프트의 직원들은 스스로를 '세상에서 가장 부지런하고 열심히 일하는 사람들'이라고 말한다. 그들은 자신들을 '일 그 자체'라고 생각하고, '마이크로 소프트 그 자체'로 여긴다. 왜냐하면 그들은 마이크로 소프트에 소속되어 일을 하는 것이 아니라 마이크로 소프트의 정신과 그 가치에 모든 것을 몰입하여 그와 함께 커왔기 때문이다.

그렇다면 몰입이 왜 성공적인 팔로워가 되기 위한 핵심 요소이며, 팔로워의 몰입은 조직에 있어서 어떤 긍정적인 효과를 발휘하는 것일까? 몰입은 그 자체로도 엄청난 에너지를 발휘하며 역량 발휘와 발전적 가치 창조에 기여하지만, 열정이라는 또 다른 모습으로 변이되어 이성적인 판단으로는 측정할 수 없는 엄청난 성과를 가져오기도 한다. 팔로워들의 리더나 조직에 대한 몰입은 리더와 함께 무언가를 성취할 수 있다는 강한 의지와 조직의 성공에 대한 무의식적인 확신을 가져오게 된다. 의지와 확신에 의한 에너지는 일상적인 상태에서 일과 조직에 대해 갖게 되는 에너지보다 훨씬 강하고 지속적이다.

(4) 용기

많은 팔로워들이 진정한 팔로워십을 발휘하는 데 있어서 가장 어렵게 생각하고, 때로는 가장 큰 장애 요인이라고 생각하는 것이 바로 '용기(courage)'의 문제이다. 특히 긴 시간 동안 유교 문화의 지배를 받아온 한국의 직장에서 팔로워들이 용기를 발휘한다는 것은 결코 쉽지 않은 일이다. 하지만 그렇기 때문에 진정한 팔로워십 발휘를 위해서 가장 필요한 덕목이기도 하다. 사실 용기는 팔로워가 리더나 조직에게 발휘해야 할 덕목이라기보다는 긍정적인 팔로워십을 발휘하면서 가져야 하는 자세, 혹은 건전한 팔로워십 발휘를 가능케 하는 원동력이라는 표현이 옳을 것이다.

(5) 표현

우리가 살고 있는 조직에는 한 가지 방식으로만 재단할 수 없는 수많은 유형의 팔로워와 팔로워십이 존재한다. 마찬가지로 리더와 리더십의 유형 역시 수십, 수백 가지의 형태가 발표되었다. 그렇기 때문에 성공적인 팔로워십을 위해 '표현(expression)'이 필요한 것이다.

한국의 조직 문화에서 윗사람에게 먼저 말을 거는 것은 쉬운 일이 아니다. 그 자체를 너그럽게 대하지 않는 풍토 때문이다. 그러다 보니 극한 경우가 발생하기 전까지 팔로워들은 리더에 대해 침묵으로 일관하게 된다. 하지만 수십 수백 가지가 넘는 리더십의 홍수 속에서 언제까지 침묵으로만 일관하며 자신의 입맛에 맞는 리더십을 기대할 수는 없다. 우연히 자신의 팔로워십 유형에 꼭 맞는 리더를 만나거나 팔로워들에게 알맞은 리더십을 발휘해 줄 수도 있겠지만 그 가능성은 희박하다. 그렇기에 자신이 원하는 바를 정확하고 즉각적으로 리더에게 알려주고 표현할 수 있는 능력, 그것이 성공적인 팔로워십의 중요한 요소가 되는 것이다.

(6) 대안 제시

윈스턴 처칠은 어떠한 회의에서도 자신의 의견을 관철시키고, 회의 전체를 자신이 주도해야 직성이 풀리는 사람이었다. 그런 그를 빗대어 외국의 언론들은 한 번 물면 놓지 않는 불독과 같다고 놀리기도 했다. 그러나 그런 그도 영국군 육군 원수 앨런 브룩의 이야기라면 수긍을 하고 어떤 때는 자신이 낸 의견을 번복하여 그의 의견을 따르기도 했다. 많은 이들이 그런 처칠의 모습을 보며 왜 유독 앨런 브룩에게만 유연한 태도를 보이는지 의문을 넘어 불평을 해대기 시작했다. 그럴 때마다 처칠은 그에 대한 대답으로 늘 '갈리폴리 전투의 교훈'을 이야기하곤 했다.

실제 갈리폴리 전투에서의 패배로 처칠은 해군장관에서 물러나 한동안 야인 생활을 할 수밖에 없었다. 그러나 야인 생활을 마치고 현직으로 복귀한 후에도 처칠은 이전과 다르지 않았다. 그러나 그는 똑똑한 사람이었다. 한 번 범했던 실수를 다시 범하지 않았을 뿐더러, 자신에게 가장 모자란 부분이 무엇인지 잘 알고 있었다. 비록 자신에게는 기발한 구상과 아이디어를 낼 수 있는 천재성이 있었지만, 앨런 브룩의 치밀한 분석력과 논리적 판단력이 때로는 훨씬 더 가치 있는 결론을 낼 수도 있음을 알기 때문이다.

앨런 브룩의 이야기에는 처칠의 의견 중에서 잘못된 부분이 무엇인지와 그에 대한 올바른 대안(second plan)이 담겨 있었다. 이 때문에 고집불통으로 알려진 처칠도 고개를 끄덕이며 그의 의견을 받아들였던 것이다. 앨런 브룩 또한 처칠의 자신에 대한 신뢰를 저버리지 않고, 수많은 발전적 대안을 제시하여 영국군과 연합군의 승리에 일조했다.

(7) 보충 및 보완

골프는 1m가 채 안 되는 클럽으로 직경 41.15mm, 무게 45.93g의 공을 때려 250~300m 이상을 날려 보낸 후 땅 위의 지름 10.8cm짜리 구멍에 넣는 게임이다. 한편으로는 승부를 내는 방식이 가장 단순한 경기이기도 하지만, 수많은 변수가 있고 지켜야 하는 룰이 있으며, 상대방과의 피말리는 심리전을 겪어야 하는 경기이기도 하다. 그런 골프에는 다른 스포츠와의 차별화되는 독특한 룰 하나가 있다. 바로 '캐디'이다.

지구상 어느 스포츠도 경기하는 중간에 다른 사람으로부터 이토록 지속적이고 꾸준하게 조언과 도움을 받지는 않는다. 골프는 스윙 순간을 제외하고는 선수와 캐디가 끊임없이 대화를 통해 코스 공략법을 찾아내고 거리나 방향에 적합한 골프채를 선택하기도 하며, 때로는 선수의 안정을 위해 캐디가 심리상담사가 되어 그를 진정시키기도 한다. 그렇기에 많은 유명 선수들이 최고의 캐디와 함께 팀을 이루기를 바라는 것이다.

기업이나 조직에 있어서도 다를 것이 없다. 물론 결정은 리더가 내리고 그 책임도 리더가 지는 것이 보통이다. 그러나 그 결정의 순간이 있기까지 수많은 팔로워들이 자신의 의견을 통해 리더가 보지 못한 부분, 리더가 고려하지 못한 사항을 보완(supplement)해야 한다. 진정한 팔로워라면 그런 활동을 통해 자신의 리더를 1인자로 만듦과 동시에 자신도 팔로워 중의 1인자로 우뚝 설 것이다.

로버트 켈리(Robert E. Kelley)는 성공하는 팔로워, 이상적인 팔로워의 특성으로 네 가지를 제시하였다. 첫째, 스스로의 생각과 감정 · 행동을 효과적으로 통제하며 조절할 수 있는 능력이 있다. 둘째, 조직의 미션과 비전을 추구하는 데 적극적 · 능동적으로 참여한다. 셋째, 자신의 역량을 개발하기 위해 최선을 다한다. 끝으로 도전적이고 솔직하며 신뢰할 수 있다. 이를 기반으로 한 팔로워십 훈련프로그램에서는 주도적이며 비판적 사고 개발하기, 자기관리능력 높이기, 현명하게 갈등상황 해결하기, 조직 내 신뢰도 높이기, 리더와 팔로워의 역할경계를 유연하게 넘나들기와 같은 주제를 다룬다. 이와 같은 팔로워십 개발 프로그램에다 위에서 제시된 7가지 키워드를 적절히 잘 가미하여 활용한다면 유능하고도 성공적인 팔로워를 양성해 낼 수 있을 것이다.

4. 팔로워와 리더

리더와 팔로워는 모두 올바른 것을 말하고, 말한 것을 행하고, 올바른 방법으로 행할 때 좋은 리더십과 팔로워십을 발휘할 수 있다. 좋은 리더십과 팔로워십은 바른 것을 행하는 사려깊은 분별과 올바른 정의를 위한 용기가 요구되며, 절제와 건전함이 요구되고 올바르게 반응할 수 있는 행동(response-able action)이 병행하는 바른 목적의식과 예의범절이 있다.

좋은 리더와 나쁜 리더를 구별하는 데에 어떤 일정한 개념이 있듯이, 좋은 팔로워와 나쁜 팔로워를 구별하게 하는 개념들이 있다. 첫째는 관여의 정도인데 어떤 관여든 관여하지 않는 것보다는 낫다. 둘째는 동기부여이며, 공공의 이익에 동기 부여되는 것이 개인적인 이해에 동기 부여되는 것보다 낫다는 것이다. 이들 두 가지 범주로부터 다음과 같은 다섯 가지 원칙들이 나온다.

1원칙: 아무 것도 하지 않는 것, 즉 전혀 관여하지 않는다는 것은 나쁜 팔로워가 되는 것이다.

2원칙: 좋은 리더, 즉 효율적이고 도덕적인 리더를 지지하는 것은 좋은 팔로워가 되는 것이다.

3원칙: 나쁜 리더, 즉 비효율적이거나 비도덕적인 리더를 지지하는 것은 나쁜 팔로워가 되는 것이다.

4원칙: 좋은 리더, 즉 효율적이고 도덕적인 리더에 반대하는 것은 나쁜 팔로워가 되는 것이다.

5원칙: 나쁜 리더, 즉 비효율적이거나 비도덕적인 리더에 반대하는 것은 좋은 팔로워가 되는 것이다.

좋은 팔로워란 나쁜 팔로워의 반대로 어떤 방법으로든 집단과 조직에 참여하고 있다. 그들은 아무것도 하지 않기보다는 무언가를 하고 있다. 또한 좋은 팔로워는 효율적이고 윤리적인 좋은 리더를 따른다. 그리고 그들은 비효율적이거나 비윤리적인, 또는 둘 모두에 해당하는 나쁜 리더에게 최선을 다해 저항한다.

로버트 켈리(Robert E. Kelley)는 좋은 팔로워를 '조직의 목표를 지향하는 데에 열정적이고, 지적이고, 효과적인 팔로워'라고 하였다. 켈리에 의하면, 효과적인 팔로워는 자기관리를 잘 하고, 그들이 속한 집단과 조직에 헌신하며, 용기 있고, 성실하며, 신뢰할 수 있는 이들을 일컫는다. 달리 표현하면, 좋은 팔로워가 되는 것은 좋은 리더가 되는 것과 아주 비슷하다. 좋은 리더처럼 좋은 팔로워는 잘 알아야 하고, 활기차야 하며, 독립적이어야 한다. 그리고 또 좋은 리더처럼 좋은 팔로워도 복잡성에 대처하고, 변화를 관리하며, 옳은 판단을 할 줄 아는 능력이 필요하다.

리더와 함께하여 조직을 성공으로 이끄는 좋은 팔로워들이 있는가 하면, 리더의 노력을 헛되게 하여 조직과 리더를 곤경에 처하게 만들고 급기야는 실패의 나락에 빠뜨리는 팔로워도 있다. 그 몇 가지 대표적인 유형과 특징을 살펴보자.

1) 리더를 살리는 팔로워십

헤난과 베니스(Heenan and Bennis)의 '위대한 2인자들(Co-Leader, 1999)'의 추천사에서 제리 포라스(Jerry Porras)는 '지속적으로 위대한 기업을 경영해 나가기 위해서는 통찰력 있는 최고경영자와 그를 보조할 위대한 2인자 또한 필요하다'고 지적한 바 있다. 최고경영자가 위대한 2인자를 필요로 하듯이, 리더 역시 자신을 도와줄 팔로워가 필요하다.

(1) 리더 입장에서 생각하는 팔로워

리더를 살리는 팔로워십은 리더 입장에 서서 리더가 원하는 것이 무엇인가를 진지하게 고민하는 데에서 시작된다. 부모가 되어 봐야 부모 맘을 안다는 말처럼 팔로워들은 리더의 입장이 되기 전까지는 리더들이 왜 그렇게 행동하는지 도저히 이해할 수 없을 수도 있다. 하지만, 건전한 팔로워는 리더에 대해 다소 불만이 있더라도 왜 리더가 그러한 결정을 했는지, 그럴 수밖에 없었는지 등에 대해서 한 번쯤 진지하게 고민하는 사람들이다.

이는 단순히 업무적인 측면 뿐만 아니라 감성적인 측면에서도 리더의 고충을 이해하고 마음으로 다가가려는 노력 또한 필요하다. 리더가 아무리 다가서려고 해도 구성원들이 무조건적으로 심리적 방어선을 치고 거부하면 리더로서는 마땅히 방법이 없다. 바쁜 시간을 쪼개 점심 식사를 같이 하고, 수시로 현장을 찾아다니며 이런 저런 이야기를 들으려고 하는 리더의 행동을 그저 냉소적인 시선으로 바라봐서는 곤란하다. 물은 건너봐야 알고, 사람은 겪어봐야 안다. 리더를 마냥 거부하기보다는 함께 동고동락하면서 서로의 생각과 마음을 가슴으로 느끼는 것이 필요하다. 높은 자리에 있는 그 특성상 외로울 수밖에 없는 리더들에게 힘을 불어넣어 주는 것은 다른 무엇보다도 팔로워들이 리더에게 열린 마음으로 협조하는 것임을 알아야 할 것이다.

(2) 절반의 책임을 지는 팔로워

대학생들에게 가장 존경받는 CEO로 뽑힌 안철수씨가 최근에 펴낸 '지금 우리에게 필요한 것은(2004)'이라는 책에 나오는 글의 제목 중 하나가 '절반의 책임을 믿는 사람'이다. 저마다 사람을 판단하는 기준을 가지고 있는데, 안철수씨가 중요하다고 생각하는 기준 중의 하나는 바로 '절반의 책임을 믿는 사람인가?'라고 한다. 안철수씨는 자신의 인생과 몸담고 있는 조직을 위해서 절반의 책임을 지는 마인드를 가져야 하며, '나만 잘 하면 된다'는 소극적인 인식을 버릴 때만이 진정으로 발전하는 개인, 발전하는 조직이 될 수 있다고 이야기하고 있다. 리더에게만 전적으로 의지하고 책임을 전가하기보다는 내 몫에 대한 책임감을 가지고 일하면서 리더와 함께 성공을 이루어가는 자세가 중요하다는 의미다.

이런 팔로워들은 리더의 목표나 지시를 냉철히게 검토를 하고 보다 더 나은 의견을 제시하려 노력하며, 일단 결정이 내려지면 최선을 다해 완수하려 한다. 조용히 입을 다물고 시키는 일이나 하는 것은 책임질 줄 아는 사람의 자세가 아니다. 필요하다면 건설적인 방법으로 리더에게 문제를 제기하고 기존의 의사 결정을 재고하도록 조언하여야 한다. 이와 더불어 결정이 된 사항에 대해서는 한 팀으로서 '운명공동체'라는 인식을 가지고 최선의 결과를 얻기 위해 노력을 다하는 팔로워가 건전한 팔로워이다.

때로는 '조국이 당신에게 무엇을 해 줄 수 있는가를 묻기 전에 당신이 조국을 위해 무엇을 할 수 있을지를 고민하라'는 존 케네디의 말처럼 리더에게 무엇을 요구하기 전에 리더와 조직을 위해 자신이 무엇을 할 수 있을지를 고민할 필요가 있다.

2) 리더를 죽이는 팔로워십

(1) 팔로워임을 거부하는 팔로워

'사공이 많으면 배가 산으로 간다'라는 속담이 있다. 모든 사람이 리더임을 자처하는 상황이 얼마나 위험한지를 잘 보여주는 말이다. 조직에서도 자신이 팔로워 본연의 역할을 하기보다는 마치 리더인 양 생각하고 행동하는 사람들이 있다. 이들은 상당한 수준의 역량과 경험을 근거로 강한 자신감과 자존심을 갖고 있기 때문에, 리더가 주목받는 만큼 자신들도 주목받기를 원한다. 이들은 '내가 리더보다 못한 것이 무엇인가, 나도 잘 할 수 있는데….'와 같은 생각을 하곤 한다. 그 결과, 이들은 리더가 내리는 의사 결정에 대해 감정적으로 반발하거나 비판하는 경우가 있다. 더욱이 나름대로의 대안 제시를 위한 비판보다는 무조건적인 비판, 소위 '딴지'를 걸기도 한다는 것이 더 큰 문제이다.

리더와 팔로워는 나름대로 해야 할 역할이 다른데 팔로워들이 모두 리더의 역할만을 원한다면 조직이 원활히 굴러갈 수 없다. 팔로워들의 반대를 무마하고 동참을 이끌어내기 위해 리더는 일일이 설득의 과정을 거쳐야 하기 때문이다.

(2) 여기는 내 땅, 텃세형 팔로워

리더 자리에 처음 오르거나, 새로운 조직을 맡게 된 병아리 리더를 대상으로 소위 '텃세'를 부리는 유형이다. 이러한 유형의 팔로워들은 특정 조직에 오랜 기간 근무했거나 부서 내 여러 사람과 폭 넓은 인간관계를 맺고 있는 사람에게서 주로 나타난다. 텃세형 팔로워는 병아리 리더의 실수를 감싸거나, 리더가 새로운 환경에 적응할 수 있도록 도움을 주기보다는 텃세부리기와 같은 행동으로 리더가 발붙일 틈을 주지 않는다.

새롭게 리더로 승진한 사람이나, 새로운 조직을 맡게 된 리더들은 아직 세부적인 조직 현황에 대해 깊이 알지 못할 뿐더러, 새로운 자리에도 익숙하지 않기 때문에 모든 것이 어설프기 마련이다. 이런 시기에는 일시적으로 리더가 제시하는 방향과 방침이 다소 혼란스럽더라도 이를 이해하고 적극적으로 협조해주는 팔로워들이 필요하다. 초기에 팔로워들이 리더를 제대로 받쳐주지 못한다면, 병아리 리더는 잠재되어 있는 리더십을 채 발휘해보지도 못하고 자리에서 물러날 가능성이 높다.

(3) 불평 불만형 팔로워

리더에 대한 불만을 여기저기 퍼뜨려 리더의 부정적인 이미지를 형성함으로써 조직 안팎에서 리더십을 훼손하는 유형이다. 이런 팔로워들은 불만이 있을 경우, 리더와 직접 대면하여 이야기하고 건설적인 방향으로 문제를 풀려는 노력보다는, 주변 사람과 이야기하면서 불만을 해소하려는 경향이 있다. 예컨대, '상사가 내린 결정에 대해 내가 이런 식으로 수정해야 되지 않는가라고 말했는데, 잘 받아들이지 않더라 …. 내 상사는 고지식하고 자기주장만 너무 센 거 같다'고 말하곤 한다. 이런 팔로워 유형이 미치는 가장 큰 부정적 영향은 구성원들의 리더에 대한 신뢰 형성을 막을 수 있다는 점이다. 특히 리더에 대한 사전적인 정보가 없는 신입이나 외부 고객들에게 리더에 대한 부정적인 이미지를 심어줄 수 있는데 이것은 리더는 물론, 회사나 팔로워 자신에게도 도움이 되지 않는다.

(4) 예스맨형 팔로워

리더에게 항상 듣기 좋은 말만을 하거나, 리더나 회사에 대한 부정적인 정보를 의도적으로 차단함으로써 리더를 현실로부터 괴리시키는 유형이다. 흔히 말하는 간신(奸臣)이나 예스맨(Yes-man)이 이에 해당된다. 학연, 지연 등을 이유로 리더와 과다하게 사적인 친분을 쌓거나, 사조직을 만드는 팔로워들도 여기에 해당된다. 이러한 유형은 리더의 바른 생각과 합리적 경영을 가로막거나 자신의 이익만을 챙긴다. 또한 조직 내에서 파벌을 만들어 팀웍을 저해하는 경우도 있다.

(5) 시키는 것만 하는 팔로워

자신에게 주어진 일은 나름대로 성실하게 수행하나, 그 이상의 창의적인 생각이나 리더나 조직을 위한 적극적인 행동은 하지 않는 유형이다. 이들의 가장 큰 특징은 책임감 부족과 소극적인 태도라 할 수 있다. 이들은 충분한 역량을 가지고 있으면서도 조직에 대한 주인의식이나 리더에 대한 애착이 부족하여 '적당히 하면 되지', '이 정도 하면 나머지는 리더가 알아서 해 주겠지' 등의 생각을 하곤 한다. 그 결과 회사를 위한 적극적인 의견 개진 또는 개선 활동이나 자신의 업무 영역을 넘어서는 추가적인 노력이 드는 일에는 소극적인 태도를 보인다.

이러한 팔로워들은 어찌 보면 앞서 언급한 유형보다는 상대적으로 리더를 덜 죽이는 유형이라 말할 수도 있겠지만, 리더가 모든 일에 끊임없이 관여하고 일을 챙기게 만들어 정작 리더로서 집중을 해야 할 중요한 일에 신경을 쓰지 못하게 할 가능성이 높다.

3) 리더와 팔로워의 비전수립

전통적으로 비전수립은 리더십이 있는 경영진에서 수립하는 것으로 생각했다. 그래서 리더는 회사의 미래를 위해 전략적인 경로를 그리며, 리더는 단순히 팔로워를 지원하여 비전을 표현할 필요가 있다고 하였다. 그러나 최근에는 팔로워가 비전을 어떻게 인식하고 있는지에 관심이 옮겨가면서 팔로워의 비전참여는 전략적인 리더의 중요성과 맞먹게 되었다.

팔로워는 조직의 이상적인 미래를 예측하여 중요한 아이디어를 가지고 있으며 아이디어를 표현하게 함으로 조직내에서 올바른 수단으로 제공될 수 있다. 팔로워는 리더십에 도전하여 솔직한 발언을 할 수 있고 신선하고 새로운 관점을 제시할 수 있다. 참여적 노력으로 비전이 설계되면 개인과 조직의 비전에 일 방향으로 정렬되기 때문에 비전을 현실로 만드는 데 더욱 몰입하게 된다. 뿐만 아니라 비전에 대한 팔로워의 주인의식이 생기게 된다.

팔로워와 리더가 같이 비전에 참여하여 수립하는 방법은 다음과 같다.

(1) 공개적 수립

비전을 수립하거나 비전을 수정할 때는 이러한 일을 할 것을 먼저 알리고 팔로워의 도움을 요청할 것을 조직의 구성원들이 알도록 한다. 조직에서 비전수립과정을 알리는 것은 비전의 중요성에 대한 강한 메시지를 줄 것이다.

(2) 현실적 수립

현실적 비전수립을 위해서 대화가 개방적일 수 있도록 환경을 만들고 진지하게 협력할 수 있는 조직내 구성원을 격려한다. 예를 들어 조직구성원들로 포커스 그룹을 만들어서 중간관리자와 고위간부로 구성된 테스크 포스 팀을 형성하여 구체적이고 현실적인 질문을 통해 진지하게 비전을 수립한다.

(3) 편안한 수립

팔로워는 높은 지위의 사람이나 권력이 있는 사람들로부터 위협을 받았다고 생각되면 의견을 말하거나 반론을 제기하지 못하게 된다. 팔로워가 진지한 브레인스토밍에 참여하도록 편안하고 개발된 환경이 되면 비전을 수립하는데 몰입할 것이다.

(4) 소중한 수립

주어진 제안에 따르거나 그렇지 않거나 할 때 분명한 이유를 제공하면 비전을 규명할 때도 분명하고 소중하게 다루어진다. 설령 비전에 팔로워의 모든 제안이나 의견이 포함되지 않더라도 비전이 조직과 미래를 설계할 때 모든 측면에서 고려되었다는 안도감이 있을 것이다. 리더는 팔로워가 만들 수 있는 중요한 공헌을 이해하고 조직의 노력이 필요하다는 것을 깨달아야 한다.

연구를 통한 간호사의 팔로워십 자질

병원간호사들이 지각하는 직속상관의 리더십은 변혁적 리더십을 거래적 리더십보다 더 발휘한다고 하였고, 병원간호사들이 지각한 자신의 팔로워십의 유형은 실무형이 67.1%로 가장 많았고, 모범형 21.5%, 수동형 6.2%, 소외형 5%이었으며, 순응형에 속한 유형은 없는 것으로 나타났다(고은미, 2010). 구옥희와 최옥순(2000)의 연구에서는 실무형이 73.4%, 모범형 18.7%, 수동형, 2.3%, 순응형 0%로 보여서 유사한 결과였다. 따라서 실무형과 모범형이 차지하는 비율이 높으므로 간호사들이 팔로워로서의 자질을 갖고 있다고 해석하였다. 그러나 모범형이 아닌 중간정도의 사고와 참여를 하는 실무형의 비율이 높게 나와서 간호조직이 좀 더 다양화되고 간호사들의 자발성을 촉진하기 위한 많은 노력이 요구된다고 하였다(고은미, 2010). 즉 간호사는 팔로워로서의 자질이 높은 것은 간호사의 유형을 긍정적으로 이끌 수 있다는 연구결과이다.

참고문헌

1. 강정애, 이상화, 이호선, 차동옥, 최미정(2014), 팔로워십론, 시그라프레스
2. 고은미(2010), 병원 간호사들이 지각하는 직속상관의 리더십, 자신의 팔로워십, 소진과의 관계. 경희대학교 행정대학원 석사학위논문.
3. 구옥희, 최옥순(2000). 임상간호사의 팔로워십, 한국간호과학회, 1254~1264.
4. 김유미, 김유정, 김형희, 김흥길, 문숙자, 박인숙, 윤희장, 이종율, 이혜영, 장수현, 전수진, 한남경 (2015). 간호리다십, 정문각
5. 김진수, 선비 리더십, 열린 창고, 2007, p.74.
6. 신유근(1990). 리더십과 勞使關係, 서울대학교 경영대학 勞使關係研究所, pp.355-373.
7. 신인철, 팔로워십, 리더를 만드는 힘, 한스미디어, 2007, p.17.
8. 신은숙(2004). 병원간호조직문화와 팔로워십유형이 임상간호사의 조직몰입에 미치는 영향. 원광대학교 보건환경대학원 석사학위논문.
9. 이소정(2015). 간호사의 이직의도와 전문직업성, 팔로워십(followership) 및 성격강점의 구조모형. 중앙대학교대학원 박사학위논문.
10. 전윤주(2004). 간호사가 지각한 조직의 임파원먼트가 직무만족에 미치는 영향, 간호행정학. 회지, 11(1). pp.23-31.
19. 최광신(2001). 전통적 팔로어십과 역동적 팔로어십에 관한 비교연구, 숙명리더십연구. 5. pp.237-260.
11. 한상엽, '리더의 성공, 팔로워십에 달려 있다', LG주간경제, 2005.02.09 (818-9호), LG경제연구원.
12. 한지영, 이은주, 김미예(2007). 간호사의 팔로워십에 따른 직무만족, 조직몰입 및 간호업무수행, 간호행정학회지, 13(4). 501-508.
13. 홍전기, 창조적팔로워십, 북스타, 2013.
14. Barbara Kellerman, Followership: How Followers Are Creating Change and Changing Leaders, Harvard Business School Press, 2008.
15. Follett, M. P.(1949). Freedom and Co-ordination : Lectures in business organization. (Reprint 1987). New York : Management Publications Trust Limited.
16. Kelley, R. E(1988), In Praise of Follower, Harvard Business Review, Nov-Dec, 66(6).
17. Pat Townsend Fitting Teamwork into the Grand Scheme of things Association for Quality & Participation, www.aqp.org, Spring 2002, p16-18.
18. Patrick L. Townsend & Joan E. Gebhardt, The Leadership-Teamship-Follwership Contimuum, Leader to Leader, Summer 2003, p18~21.
19. Robert E. Kelley, The Power of Followership, Doubleday Business; 1 edition, 1992.
20. Rost, J. C.(1995). Leader and Followers are the People in This Relationship, In W. J.

Thomas, The Leader's Companion ; Insights on Leadership Through the Age. Free Press, pp.191-192.

21. Wortman, M. S.(1986), Strategic Management and Changing Leader-Follower Role. Leader and Followers : Challenge for the Future, JAL Press Inc.

3 장

리더십의 핵심역량

학습목표

1. 의사소통의 기본지침을 이해할 수 있다.
2. 의사소통의 기능에 대해 설명할 수 있다.
3. 의사소통의 과정에 대해 설명할 수 있다.
4. 의사소통의 장애요인과 개선방안에 대해 설명할 수 있다.
5. 동기유발에 대한 이해의 필요성을 설명할 수 있다.
6. 동기유발의 의의 및 정의를 이해할 수 있다.
7. 동기유발의 중요성을 설명할 수 있다.
8. 스트레스의 기본 개념을 이해할 수 있다.
9. 스트레스의 관리방안에 대해 설명할 수 있다.
10. 갈등의 개념을 설명할 수 있다.
11. 효과적인 갈등관리를 설명할 수 있다.
12. 협상의 개념을 설명할 수 있다.
13. 성공적인 협상의 요인을 설명할 수 있다.
14. 리더십의 개념을 이해하고 설명할 수 있다.
15. 영향력의 개념을 이해하고 설명할 수 있다.
16. 리더십과 영향력의 차이점을 설명할 수 있다.
17. 의사결정의 개념을 설명할 수 있다.
18. 의사결정 기술 도구를 설명할 수 있다.
19. 의사결정의 오류를 이해할 수 있다.

1. 의사소통

1) 의사소통의 의의

의사소통(communication)이란 사람들 사이에 정보를 전달하는 과정을 말한다. 즉, 언어, 혹은 몸짓이나 화상 등의 물질적 기호를 매개수단으로 하는 정신적 · 심리적인 전달 교류로 영어로는 의사소통(communication)이라 한다.

의사소통(communication)의 원래 뜻은 '상호 공통점을 나누어 갖는다'로 라틴어 'communis(공통, 공유)'에서 나온 말이다. 의사소통이란 두 사람 또는 그 이상의 사람들 사이에서 일어나는 의사의 전달과 상호교류가 이루어진다는 뜻이며, 어떤 개인 또는 집단이 개인 또는 집단에 대해서 정보, 감정, 사상, 의견 등을 전달하고 그것들을 받아들이는 과정이라고 할 수 있다.

2) 의사소통의 기본지침

(1) 진실한 마음 자세

의사소통의 기본은 '진실한 마음 자세'이다. 진실은 중요한 의사소통이며 서로에게 마음을 주고 발할 수 있는 최고의 방법이자 기술이다. 진실이 빠져 있다면 상대방은 속았다는 느낌과 배신감을 갖게 되고, 그러한 감정은 상대방의 말을 더 이상 올바르게 들을 수 없도록 하여 의사소통에 심각한 장애를 일으키게 된다.

(2) 기다림

의사소통의 기본은 '기다림'에 있다. 마음을 전하는 것은 시간이 필요하다. 말을 하는 것은 당장에 할 수 있으나, 나의 감정이 상대의 마음에 와 닿도록 전달하는 것은 시간이 걸릴 수도 있음을 알아야 한다. 기다림의 시간이 의사소통의 진수가 될 수 있음을 깨달아야 한다. 진정한 의사소통을 원한다면 기다림의 미학을 음미할 수 있어야 한다.

(3) 믿음

의사소통의 기본은 상대에 대한 '믿음'이다. 이미 일어났던 일에 대해서도 상대방에 대하여 신뢰를 해주는 것이다. 내 안에 있는 마음을 말로 정확히 전달하는 능력과 상대방의 뜻을 정확하게 아는 것도 필요하다. 그러나 그와 함께 진실한 마음과 기다려주는 여유로움, 그리고 상대를 믿어주는 믿음이 우선되어야 한다.

3) 의사소통의 기능

(1) 조정과 통제기능

의사소통은 조정과 통제기능을 수행한다. 조직에는 구성원이 따라야 하는 권한계층과 공식적인 지침인 규범이 존재하는데 이러한 것은 의사소통을 통해 조직구성원에게 전달되며 구성원의 행동을 통제하게 된다.

(2) 동기유발 촉진기능

의사소통은 구성원들의 동기유발을 촉진하는 기능을 수행한다. 의사소통은 구성원이 해야 할 일은 무엇이며, 자신이 하고 있는 일이 잘되고 있는지, 그리고 자신의 직무성과를 개선하기 위해서는 어떻게 해야 하는지를 알려준다. 따라서 의사전달은 동기부여의 촉매제 역할을 수행한다.

(3) 사회적 욕구 충족기능

의사소통은 구성원들의 사회적 욕구를 충족시키는 기능을 수행한다. 조직구성원은 의사소통을 통해 자신의 감정을 표출하고, 다른 사람과의 교류를 넓혀 나가며 사회적 욕구를 충족시킨다.

(4) 정보전달기능

의사소통은 정보를 전달하는 기능을 수행한다. 의사소통은 개인과 집단에 정보를 전달함으로써 의사결정의 촉매제 역할을 한다.

(5) 조직시스템 유지기능

의사소통은 조직시스템을 유지하는 기능을 수행한다. 조직을 구성하는 구성원이나 조직 내에서 활동하는 여러 가지 하부집단은 상호작용과 협동을 통해 유지된다. 이러한 유지가 지속적으로 되기 위해서는 하부집단의 의사와 정보를 전달하는 기능이 원활하게 이루어져야 한다.

(6) 효과적인 리더십 발휘 촉진기능

의사소통은 효과적인 리더십 발휘를 촉진한다. 리더십에 대한 구성원의 수용은 의사소통을 통해 이루어진다. 아무리 훌륭한 인격과 자질을 갖춘 리더라 하더라도 구성원들이 리더의 의견이나 리더십을 잘 수용하지 못한다면 리더십은 효과적으로 발휘될 수 없다.

4) 의사소통의 과정

의사소통 과정은 발신자(sender), 메시지(message), 경로(channel), 수신자(receiver), 영향(impact) 등으로 구성된다.

(1) 발신자

발신자(sender)는 의사소통에서 의사를 전달하려는 사람으로 의사소통 과정의 시발점이며 근원이다. 발신자는 상대방에게 자신의 생각, 정보 등을 전달하려는 사람이다. 자신의 의사를 전달하기 위하여 제일 먼저 발신하고자 하는 정보를 선택해야 한다. 발신자와 수신자가 각각 한 사람일 때도 있고, 두 사람 이상일 수도 있다. 또한 발신자는 개인이 될 수도 있고, 기관 및 조직이 될 수도 있다.

(2) 메시지

메시지(message)는 의사전달의 내용을 말한다. 즉, 발신자가 전달하는 것으로 의사전달의 내용은 발신자의 의견, 감정, 태도 또는 사실이 포함된다. 메시지는 송신자가 의도한 의미를 부호화한 결과적 산물이다. 즉, 발신자가 의도한 의미를 전달하기 위하여 사용한 부호로 구성된 것이다. 이러한 메시지는 주관적일수록 주장이 근거나 논리가 정연해야 하며, 객관적인 것일수록 정확해야 한다. 의사전달의 내용은 전체적으로 일관성이 있어야 하며 전달된 내용이 상호 간에 모순이 있어서는 곤란하다.

(3) 경로

경로(channel)는 발신자가 수신자에게 메시지를 전달하는 물리적 수단이다. 경로는 크게 구두, 문자, 비언어적 경로 등으로 구분할 수 있다. 구두에 의한 의사전달은 사람과 사람 간의 가장 보편적인 의사소통 경로로서 대면담화, 회의, 전화 등이 있다. 이 방법은 비교적 간편하고 즉각적 피드백이 가능하지만 기록유지가 어렵다.

문서에 의한 의사소통은 내용의 정확성과 책임성은 확보되지만 전달에 시간이 많이 소요되고 작성이나 정보의 조직화가 쉽지 않다.

(4) 수신자

수신자(receiver)는 메시지가 교환되는 대상이다. 교환이 이루어지지 않는다면(수신자가 메시지를 받지 않는다면) 의사소통은 없는 것이다. 두 사람 사이의 대화에서는 메시지의 수신자가 단 한 명이지만 조직의 구성원을 대상으로 한 리포트는 그 수신자가 다수이다. 물론 의도하지 않은 수신자도 있을 수 있다. 남의 대화를 우연히 엿듣게 되는 경우나 우편물을 읽게 되는 경우이다.

(5) 영향

메시지 교환 과정을 통해 얻게 되는 결과로서 새로운 지식의 창출, 다른 태도와 문화의 형성, 만족감의 증대 등이 예이다.

(6) 잡음

의사소통에서 리더와 구성원 간에 메시지를 주고받을 때 상호 간에 오해가 생길 수 있는데 말의 의미가 전달되면서 상호 간의 지식, 자세, 배경 등의 차이에 의해 잡음이 발생될 수 있다. 잡음은 의사소통 과정에서 발생하는 의미의 왜곡, 혼란, 시끄러움, 또는 단절을 의미한다.

의사소통 과정을 자세히 살펴보면 여러 단계에서 잡음이 발생할 수 있음을 알 수 있다. 의사소통의 효과성은 의사소통 과정에서 장애의 주요 원인인 잡음을 어느 정도 통제할 수 있느냐의 여부에 달려 있다.

5) 의사소통의 장애요인과 개선방안

(1) 의사소통의 장애요인

가) 준거 틀

정보전달자나 정보수집자는 그들의 경험을 바탕으로 그 경험 내에서만 부호화 및 해독을 하기 때문에 그 결과로 의사소통이 왜곡될 수 있는데, 이는 각자의 준거틀이 서로 다른 데 그 원인이 있다.

예를 들면 조직의 계층에 따라 준거가 다른데, 조직은 그 구조상에서 지위의 차이가 존재하고, 그 지위가 그들의 준거에 영향을 미치게 된다. 그 결과 그들의 욕구, 가치관, 태도, 기대 등이 달라짐에 따라 의사소통에 무의식적인 왜곡을 초래하게 된다.

나) 매체

의사소통의 매체(언어 또는 비언어)가 어려운 전문용어 또는 애매한 제스처였다면 수신자의 해독이 잘못될 수도 있다. 또한 수신자가 알아듣기 쉬운 말을 사용하였다고 해도 여러 가지 해석이 가능한 단어나 문구를 사용한 경우 어휘 문제로 인한 왜곡이 있을 수 있다.

다) 여과

어떤 정보를 선택할 때 발신자가 의도적으로 사실의 일부는 누락시키고 나머지만 선택하여 수신자에게 보내는 상황으로, 이런 일이 발생하는 이유는 100%의 정보가 전달될 경우 발신자 자신에게 올 불이익을 대비해 미리 사실을 조작하려는 의도 때문에 의사소통에 장애가 발생하기 때문이다. 주로 회사 내에서 직급 간, 특히 부하가 현장의 정보를 상사에게 보고할 때, 또는 협상이나 계약을 할 때 당사자들은 상호 자기 쪽으로 유리한 정보만을 송신하려고 하게 된다.

라) 선택적 지각

발신자가 전달한 내용을 수신자가 100% 모두 지각하지 못하고 일부만 선택할 수 있다. 이때 무엇이 선택되고 버려지느냐는 수신자에게 달려 있는데 욕구, 경험, 배경, 그 밖의 많은 개인적 특성에 어울리는 것만 선택되어지는 것이다.

마) 감정상태

사람이 무엇을 말하고, 듣고, 판단하고 할 때는 가능한 이성에 의해 합리적으로 하려고 애쓴다. 그런데 우리 인간은 이성적이면서 동시에 감정적인 동물이다. 감정이 격해지면 이성의 합리적인 활동은 지장을 받아 화가 나 있거나 놀란 상태에 있거나, 기쁜 일이 있을 때 의사소통 활동은 발신자와 수신자 모두에게 지장을 초래하게 된다.

바) 시간적 제약

시간적 제약도 의사소통에 있어서 중요한 장애요인이다. 경영관리 상 한 사람의 경영자가 동시에 모든 계층으로 의사소통을 할 수 없다는 점과 또한 시간적 제약의 문제는 효율적인 의사소통을 저해하는 큰 문제가 되고 있다. 시간적 제약은 공식적인 의사소통 체계에 장애를 주어 큰 피해를 주기도 한다.

예를 들면, 영업사원이 매우 중요한 고객으로부터 긴급한 주문을 받았다면, 그 영업원은 평소 인간관계가 좋은 생산관리자에게 계층적 의사소통 통로를 무시하고, 직접 주문품을 요구하게 되는 경우가 생길 수 있다. 이때 다른 영업사원들은 매우 우호적인 태도를 취하는 생산관리자에 대해 매우 당황스럽게 생각하고 반감을 가져 판매부장에게 이 사실을 보고하게 된다. 그러나 판매부장은 이미 공식적인 의사소통이 와해되었으므로 이 사실에 대해 어떤 언급도 할 수가 없게 되는 극한상황의 조직문제가 야기될 수도 있다.

사) 정보량 과다

경영자가 수행해야 하는 중요한 임무 중 하나가 바로 의사결정인데, 효율적인 의사결정을 위해서 필요한 충분조건의 하나가 바로 정보이다. 오늘날 수많은 정보가 생성되는데, 그 중 적절한 정보를 얻는다는 것은 매우 어려운 일이다. 경영자들은 홍수처럼 쏟아지는 정보와 자료를 접하게 되는데, 그 결과로 전달받은 모든 메시지를 다 수용 처리할 수가 없어 그 중 가장 적절하고 중요한 메시지를 수용해야 하는 어려움이 따른다. 그러므로 의사소통에서 정보가 많다는 것만으로 반드시 더 가치가 있는 것이 아니고 오히려 장애요인이 되는 경우도 있다.

아) 매체 간 불일치

의사소통의 전달매체는 매우 다양하다. 따라서 대개의 의사소통의 과정은 하나의 전달매체에만 의존하지 않고 여러 매체를 동시에 사용하면서 서로 보완하려고 한다.

말(언어)을 하면서 제스처(비언어)를 쓴다든지, 도표를 그리면서 말로 설명하기도 한다. 그러나 이때 복합적으로 사용되고 있는 매체들 간에 조화가 된다면 문제가 없겠지만 일치하지 않을 경우 수신자는 혼동을 하게 되고, 메시지의 정확성은 감소될 것이다.

(2) 의사소통의 개선방안

가) 발신자 측에서의 개선방안

첫째, 정보를 전달한 후 그 전달된 정보에 대하여 반드시 피드백을 받도록 해야 한다.

둘째, 전달하고자 하는 내용이 정확히 전달될 수 있도록 정확한 용어를 사용하여야 한다.

셋째, 수신자의 입장에서 이해하는 자세를 가져야 한다

나) 수신자 측에서의 개선방안

첫째, 전달하고자 하는 메시지나 정보에 집중하여 발신자의 의도를 정확히 파악하고 이해하여야 한다.

둘째, 발신자의 입장에서 그가 말하는 바를 이해하도록 노력해야 한다.

셋째, 전달내용을 끝까지 청취하고 편견을 갖지 말고 객관적인 자세를 가져야 한다.

넷째, 발신자가 의도하는 메시지 내용을 잘 이해하고 있다는 반응을 적극적으로 보여야 한다.

다) 기타 개선방안

조직 내에서 발신자나 수신자의 노력만으로 의사소통 과정에서 발생하는 장애를 극복하는 데는 한계가 있다. 그러므로 조직의 분위기를 신뢰가 넘치는 분위기로 만들고 새로운 매체를 선택하거나 의사소통 제도를 보완할 필요가 있다.

첫째, 새로운 매체의 선택으로는 컴퓨터 시스템과 전자우편 시스템, 화상회의, 전자칠판, 인터넷폰 등을 활용하는 것이다.

둘째, 의사소통 제도의 보완으로는 제안제도, 고충처리제도 등을 적극 활용하고 미비한 제도는 보완을 해야 한다.

2. 동기유발

1) 동기유발의 의의

동기(motive)나 동기유발(motivation)은 모두 라틴어의 'movere'에서 나온 것으로 이것은 '움직인다(move)'는 뜻을 가지고 있는 것이다. 동기나 동기유발은 어원적으로 같은 의미를 지닌다. 이 말 가운데에는 사람의 마음을 움직여 무엇인가 보람 있게 일할 수 있도록 한다는 의미를 담고 있다. 그래서 동기유발은 정적인 상태개념이 아니라 동적인 의미를 담고 있는 개념이다. 다시 말해서 조직구성원들이 어떠한 욕구를 가지고 있는가를 파악하는 데 그치지 않고 파악된 욕구를 바탕으로 구성원들을 활성화(energizing)하고, 구성원들의 행동은 어떤 방향으로 나아가도록 하며(directing), 그 행동을 일회성으로 끝나게 하지 않고 지속시켜 나가는 것(maintaining)까지 포함하고 있다. 동기유발을 정태적인 개념으로 보지 않고 동태적인 관점에서 파악하는 것은 이러한 이유 때문이다.

동기유발은 조직구성원에 대한 인식을 전환시켜 주었고, 구성원 스스로의 자긍심을 높여주었으며, 조직에의 기여도 달라지게 하였다. 동기유발은 이와 같이 조직구성원 뿐만 아니라 조직을 변화시키고 그 조직을 보다 생동감과 역동성이 넘치게 하면서 조직의 유효성을 높이는 데 기여하는 것이다.

그런데 일본에서 가장 존경받는 경영자이자 '경영의 신'으로 불리는 교세라 그룹의 창업자 이나모리 가즈오는 자신이 살아가는 방식의 기초로 삼아왔다는 이른바 인생 방정식을 다음과 같이 제시하고 있다.

인생(일)의 결과 = 사고 방정식 × 열의 × 능력

이 방정식에서 열의, 즉 의욕의 중요성을 이렇게 예시하며 설명한다. 두뇌가 명석해서 90점의 능력을 가진 사람이 있다고 치자. 그 사람이 능력만을 내세우며 노력을 게을리 하여 30점의 열의밖에 발휘하지 못했다면 그 결과는 2700점이 된다. 한편 머리 회전은 보통 사람과 비슷한 60점 정도의 능력밖에 못 가진 사람이 '나에게는 능력이 부족하다'라는 사실을 자각하고 그만큼의 노력을 더하여 90점 혹은 그 이상의 열의를 가지고 임했다면 어떻게 되었을까? 그 결과는 최소한 5,400점으로 전자와 같이 재능은 있어도 열의가 없는 사람보다 두 배 이상의 성과를 달성할 수 있다는 계산이 나온다(그림 3-1).

동기유발은 인간의 내부로부터 나오는 것이지 외부로부터 강요될 수 있는 것이 아니다. 자신의 자유의지에 따라 뭔가를 자발적으로 하고 싶을 때 나오는 것으로, 스스로 자유롭다면 무엇이든 마음대로 할 수 있는 것이다.

"반약 배를 만들고 싶다면 사람들에게 목재를 가져오라고 하거나, 일감을

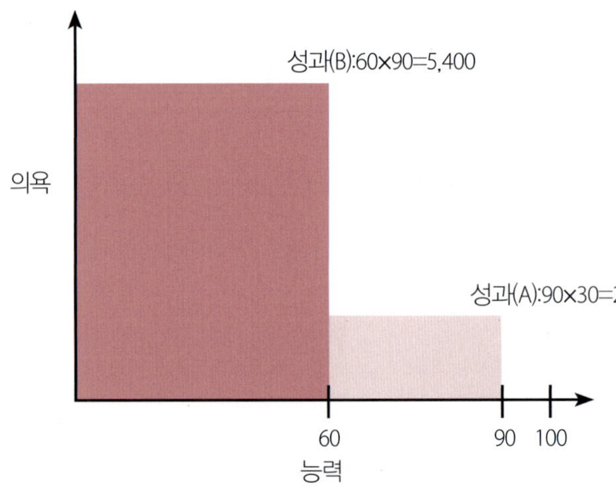

그림 3-1 **의욕의 중요성**

지시하지 말라. 대신 그들에게 바다를 그리워하게 하라."

어린왕자의 저자 생 텍쥐페리의 말이다.

동기유발에 관한 한 세계 최고의 저술가로 평가받는 밥 넬슨(Bob Nelson)에 따르면 동기유발은 구성원들의 사기를 높이고 의욕을 북돋우어 주는 것은 물론 조직의 성장이나 발전에도 유익한 것이다.

리더십과 커뮤니케이션 컨설턴트인 존 발도니(John Baldoni)는 그의 책 "Great Motivation Secret of Great Leaders(2006)"에서 다음과 같이 역설한다. "경영관리자들은 동기유발이 이루어질 수 있는 여건을 조성하는 데 시간과 정력을 쏟아야 할 것이다. 그러한 노력만이 조직, 구성원, 경영관리자 모두에게 유익한 가치를 얻게 해줄 것이기 때문이다." 동기유발은 그럭저럭 괜찮은 것이 아니라, 주주들에게 배당금을 나누어주듯 '반드시 해야만 하는 것'이기 때문이다.

2) 동기유발의 필요성

조직에는 반드시 달성해야 할 목표가 있기 마련이다. 목표는 조직 구성의 동기이자 존재이유이기 때문이다. 그러한 목표의 달성을 위해서 조직구성원의 공헌과 기여가 반드시 필요한데 조직구성원들의 관심과 관여, 참여, 공헌 때로는 헌신적 노력을 이끌어내어야 한다. 조직이 조직구성원들에게 동기를 유발시키려는 필요성은 다음과 같은 배경적 이유를 지니고 있다.

① 일을 안 하려는 사람을 열심히 일하도록 만들기 위해서이다.
② 일을 잘해 온 사람으로 하여금 더 잘 하도록, 또는 계속 잘하도록 만들기 위해서이다.
③ 일을 잘 해온(또는 잘해 보려는) 사람의 의욕을 감소시키려는 경우에도 적용된다(역동기유발).
④ 구습에 얽매인 사람에게 새로운 것을 받아들이도록 원인을 제공하려는 의도에서 전개된다(변화 수용의 동기유발).
⑤ 어떤 상품을 더 많이 만들기 위해서만 전력해온 사람을 보다 질 좋은 상품을 만들도록 유도하기 위해서이다(동기의 기준 전이).
⑥ 규정을 안 지키던 사람에게 규정을 지키도록 유도하기 위해서 시도된다(규정 준수의 동기).

⑦ 공식적으로 부여받은 임무는 아니지만 조직이나 어떤 목적에 도움이 되는 일이라면 스스로 찾아 행동하도록 만들려는 의도로 전개된다(시민 행위 동기).
⑧ 경쟁에서 전의를 불태우도록 유도하려는 경우에 시도된다(경쟁몰입의 동기).

3) 동기유발에 관한 다양한 정의

학자	동기유발 정의
K. H. Chung and L. C. Megginson	동기유발이란 간단하게 목표지향적 행동이라고 정의된다. 따라서 이는 목표 달성을 위해 기울이는 노력의 정도에 관련된다. 관리자는 그것이 종업원의 만족과 직무성과에 깊이 관련되기 때문에 이 개념에 지대한 관심을 가지게 된다.
W. A. Randolph	동기유발이란 개인으로 하여금 목표지향적인 행동을 하도록 에너지를 부여하고 인도하고 지속적으로 떠받쳐주는 것이다.
S. P. Robbins	동기유발이란 개인의 욕구를 충족하면서 집단(조직)의 목적을 위해 높은 수준의 노력을 다하려는 의욕(willingness)이다.
B. L. Reece and R. Brand	동기유발이란 어떤 특정 목적을 달성하기 위한 내적인 충동(drive)이다. 업무수행에서의 그것은 사람들로 하여금 일하고 싶어 하게 하는 무엇이다.
K. H. Chung	동기유발이란 어떤 목적의 달성을 위하여 행동의 활기를 북돋우고(energize) 방향을 제시해주는 개인 내에 존재하는 힘(force)이다.

4) 동기유발의 특성

① 그것은 행동에 관련된다. 내면적인 동인에서부터 시작된 행동과 관련된다.
② 그것은 단순한 행동이 아니라, 목표지향적 행동(goal-oriented behavior)과 관련된다.
③ 그것은 단순히 신체적인 움직임(행동)뿐만 아니라 정신적인 움직임까지 포함한다. 동물이나 노예의 경우 전자의 움직임은 있으나 후자의 움직임은 보이지를 않는다.
④ 그것이 목표지향적 행동이기 때문에 무엇(what)을 위해서 그리고 어떻게 하는가와 관련된다.
⑤ 집단 차원에서의 동기유발은 구성원의 만족과 직무상(집단)의 성과 양자에 관심을 두어 관리의 대상과 내용으로 삼는다.

5) 동기유발시키는 방법

(1) 확실하게 모범을 보여라.

- 약속한 일을 실천하라.
- 조직이 추구하는 가치를 이해시켜라.
- 자신의 가치를 따르며 모범을 보여라.

(2) 명확하게 커뮤니케이션을 하라.

- 리더로서 말하라. 리더의 말은 조직의 시각을 대변한다는 점을 명심하라.
- 리더로서 들어라. 구성원들이 이해하고 있는지 확인하고 그들에게 피드백을 받으라.
- 리더로서 배워서 당신이 보고, 듣고, 관찰한 바를 검토하라. 다른 사람들의 생각을 받아들여 행동에 반영하라.

(3) 창조적으로 도전하라.

- 구성원들의 재능과 기술을 제고하는 도전 목표들을 찾아라.
- 서로 책임을 지는 사안들을 개발하는 방법들을 찾아라.
- 구성원들의 상상력을 자극하도록 고안된 새롭고도 차별화된 경험들을 구성원들이 직접 경험할 수 있도록 하고, 그들의 창의적 재능을 육성하라.
- 다른 부서의 사람과도 만나게 해서 풍부한 경험을 쌓게 하라.

(4) 과감하게 권한을 위임하라.

- 책임을 부여하라.
- 권한을 위임하라.
- 구성원들이 말과 행동에 책임을 질 수 있게 하라.
- 좋을 때보다는 어려울 때 더 믿음을 주고 권한을 주어라.

(5) 적절하게 코칭하라.

- 먼저 듣고 칭찬한 다음, 마지막에 비판하라.

- 개선된 것에 대해서는 합의를 얻어라.
- 모든 합의를 끝까지 지켜나가라.
- 다른 사람들에게 코칭하는 법을 가르쳐라.

(6) 의미 있게 인정하라.

- 동료들 앞에서 칭찬하라.
- 인정함으로써 사기를 북돋워주어라.
- 적절한 보상을 하라.
- 공평하게 기회를 주어라.

(7) 명예롭게 희생하라.

- 팀의 욕구를 먼저 생각하라.
- 고통을 공유하라.
- 희생을 의미 있게 만들어라.

3. 스트레스 관리

1) 스트레스의 기본 개념

스트레스란 내적 요인이나 외적 자극이 개인에게 미치는 과도한 부담으로서 개인의 역량이나 대처능력을 넘어서는 포괄적인 경험이다. 스트레스가 항상 부정적인 측면만 존재하는 것은 아니지만 스트레스를 극복하지 못하면 우울증과 공황장애, 열등감 등 다양한 정신 의학적인 장애에 노출되어 개인 및 조직에 악영향을 미칠 수 있다.

(1) 스트레스의 원천

- 개인차원 : 역할과다, 역할갈등, 역할 모호성, 책임감
- 집단차원 : 응집력 결여, 집단내 갈등, 지위, 신분 문제
- 조직차원 : 분위기, 기술, 경영스타일, 조직설계

- 조직 외적인 차원 : 가정문제, 경제문제, 이동성 결여, 생활의 질문제

(2) 스트레스의 특징

- 스트레스는 단순히 정신적 긴장상태를 뜻하는 개념이 아니다.
- 스트레스는 긍정적인 결과를 가져올 수도 있다.
- 스트레스를 회피의 대상으로 보아서는 안된다.
- 스트레스가 전혀 없는 상태는 곧 죽음의 상태이다.

(3) 스트레스의 위험성

스트레스는 현대인의 정신 보건에 가장 큰 영향을 주는 위험인자이다. 한 연구에 의하면 스트레스를 직무 요인별로 살펴보았을 때 직무의 요구도가 높을수록, 재량권이나 직무 자율성이 낮을수록, 동료나 상사의 지지가 낮을수록, 교대근무자일수록 스트레스 수준이 높게 나타났다.

또한 스트레스는 현대인의 정신보건에 가장 큰 영향을 주는 위험인자이며, 고혈압, 심장병, 위궤양, 근골격계 질환, 만성피로, 우울증 및 면역 기능 저하를 일으킨다. 그러므로 개인차원에서 스트레스 관리도 중요하지만 조직 차원에서 스트레스가 존재하는 것을 인정하고 이를 해결하기 위해 회사 전체의 책임감과 동기수준을 높이는 것이 우선되어야 한다.

역대 대통령들의 스트레스 해소법

"아들도 못 낳는 못난 마누라 주제에!" 요즘 같은 시대에 남편이 이런 말을 했다면 당장 이혼감이겠지만 불과 수십 년 전만 해도 '간큰 남편'들은 이런 말들을 아무 거리낌 없이 퍼부은 모양이다. 대통령도 예외는 아니었던 듯, 초대 이승만 대통령도 부인 프란체스카 여사와의 말다툼이 벌어질 때마다 '아들 출산'을 걸고넘어지며 화풀이를 해댔다고 한다.

대통령 자문 정부혁신위 최진 정책홍보실장이 최근 고려대 행정학과 박사학위 논문으로 제출한 '대통령리더십과 국정운영스타일의 심리학적 상관관계'를 보면 역대 대통령들도 역시 '인간'이기에 나름대로의 화풀이나 스트레스 해소법을 가지고 있었다.

김대중 전 대통령은 불안하고 초조하면 하루에 커피를 10잔 가량 마시는 날도 있었다고 한다. 나중에는 커피 대신 커피껌을 씹기도 했다. 지난 92년 12월 대선

패배직후 한강변 워커힐 빌라에 머물 때에는 저녁에 커피껌 심부름을 시키며 쓰린 속을 달랜 것으로 알려졌다. 애주가로 알려진 박정희 전 대통령 역시 일이 뜻대로 풀리지 않을 경우 막걸리에 맥주를 섞어마시며 스트레스를 풀었다고 한다. 이 때문에 한국 폭탄주의 원조는 바로 박 전대통령이라는 주장도 나온다.

전두환 전 대통령은 역시 세간에 알려진대로 화가 나면 그 자리에서 풀고야 마는 스타일. 재임시절 한 장관이 "이번 프로젝트가 성공해야 대통령의 위대한 업적으로 남을 것"이라며 예산배정을 간곡히 요청하자 전 전대통령은 즉각 특별예산을 배정해 주었다. 그러나 얼마 뒤 이 장관이 "다른 일이 밀려 그 프로젝트에 손도 대지 못했다"고 하자 구둣발로 그 장관의 정강이뼈를 걷어찬 전 전대통령이었다.

워낙 직설적이었던 김영삼 전 대통령 앞에서는 웬만한 참모들이 자기 목소리를 낮춰야 했다. 예컨대 '핏대'라는 별명을 가질 정도로 다혈질이던 이원종씨는 청와대 근무 5년 동안 단 한 번도 언론인터뷰를 가지지 않을 정도로 '숨소리'를 죽이며 지내야 했다.

한편 이 논문에는 외국 국가원수들에 대한 재미난 분석들도 있는데 다음은 그중 하나. 대머리인 사람은 차기 러시아 대통령 자리를 포기하는 게 좋을 듯하다. 그동안 '레닌(대머리)－스탈린(생머리)－흐루시초프(대머리)－브레즈네프(생머리)－고르바초프(대머리)－옐친(생머리)－푸틴(대머리)'의 순환이 반복됐기 때문이다.

〈출처 : 문화일보, 2005. 12.3〉

2) 스트레스 관리방안

(1) 스트레스를 인생의 일부로 인정하기

스트레스는 회피할 수 없는 인생의 한 부분이다. 스트레스를 인생의 한 부분으로 수용한다면 스트레스를 해결해야 할 문제를 보고 현실적으로 반응함으로써 스트레스를 효과적으로 다루게 될 것이다.

(2) 문제해결적 접근을 택하기

스트레스를 경험할 때마다 자신에게 묻도록 하라. "이 상황을 다루기 위해 내가 해야 할 일은 무엇인가?" 일이 더 잘되게 하려면 어떤 구체적인 행동을 해야 하는가? 그 상황을 다루어 가기 위한 구체적인 활동계획을 작성하라. 그런 계획은 우리에게 통제감을 주며, 문제를 해결하는 데 적극적으로 참여하도록 해준다.

(3) 성장을 위해 스트레스를 이용하기

스트레스를 다루어 가는 한 가지 방법은 스트레스 상황을 성장의 기회로 이용하는 것이다. 문제 해결적 접근을 채택하는 방법은 새로운 기술을 개발하고 자신에 대한 새로운 통찰을 얻도록 해주므로 스트레스 상황을 성장의 기회로 볼 수 있게 해준다.

(4) 자신을 돌보기

스트레스를 조절하기 위한 노력은 모든 다른 활동과 마찬가지로 에너지를 필요로 한다. 적절한 휴식, 심호흡, 이완 요법 등으로 자기 자신을 볼 수 있는 기회를 주어야 한다.

(5) 완전히 벗어나기

우리의 고용주, 동료들 및 가족들과의 관계에서 일어나는 스트레스 상황을 완전히 벗어나는 방법을 말한다. 그 상황이 아무리 어렵더라도 좀 떠나서 시간을 보내면 원기 회복이 되고 새로운 가도에서 그것을 보게 될 수 있을 것이다.

(6) 불확실성을 견디기

일반적으로 어려운 상황이 더 모호하고 불확실할수록 그것을 다루어 나가고자 할 때 더 스트레스가 된다. 당신이 보고서를 준비한다고 생각해 보자. 무엇을 기대하는지를 알아보고 모든 지시문을 확인하고, 어떤 것이 안 되는지를 알아보기 위해 이전의 보고서들을 읽는다. 이 정도면 80%의 불확실성을 제거할 수 있다.

(7) 변화에 대한 계획

변화를 예상하기를 배우면 놀라움에 사로잡힐 가능성은 줄어든다. 변화를 예상하는 습관과 모든 것이 언제나 현상유지를 할 것이라는 가정에 안주하지 않는 습관을 들이면 변화를 예상할 수 있고, 따라서 돌연함과 의외성을 감소시킬 수 있다.

(8) 정기적 운동

정기적 운동을 통해서 스트레스를 극복할 수 있다. 조깅, 수영, 테니스, 골프, 요가 등 자신의 신체 조건과 처지에 맞는 운동을 골라 규칙적으로 하는 것이 바람직하다.

(9) 요구를 감소시키기

요구가 너무 많아서 혹은 특수한 유형의 요구 때문에 스트레스가 생긴다면 그 요구들을 감소시킴으로써 스트레스를 감소시킬 수 있다. 외적인 과도한 요구가 스트레스가 되기 때문에 그러한 요구에 대한 자신의 반응을 바꾸고, 또한 몇 개의 요구를 감소시키기 위한 작업을 할 수 있다.

4. 갈등관리 및 협상

1) 갈등

갈등(conflict)은 발생하는 상황이나 관련분야에 따라 매우 복잡하고 다양한 의미를 가지고 있으므로 정의하기가 어렵다. 그러나 일반적으로 갈등이란 개인, 집단 또는 조직과 조직 내 단위부서들과 같은 사회적 행동주체 간에 두 개 이상의 욕구나 동기가 동시에 존재함으로써 충돌하여 일어나는 적대관계나 대립과정이다. 갈등은 서로 다른 목적, 가치관, 사고, 태도, 신념, 감정 또는 행동으로 인하여 발생하는 실제적인 인식의 차이로 나타난 결과이다. 이와 같은 갈등이 개인 내에 존재할 때는 조직 내 갈등, 조직 간에 발생하면 조직 간 갈등이 된다.

갈등현상은 자연적이며 일반적인 것으로 모든 조직에서 피할 수 없다. 현실적으로 사람들은 한 개 이상의 조직에 속하고 조직의 공동목표 달성을 위해 활동하며 조직은 여러 하부조직으로 구성되어 상호작용을 통해 업무수행을 하므로 갈등 발생은 조직에서 보편적으로 일어나는 현상이며 불가피한 것이다. 실제로 사람들의 의사결정에는 언제나 개인 간, 조직 간 갈등을 야기하게 되고 따라서 이를 해결하는 데 곤란을 겪는 일은 흔하다. 점점 사회가 복잡하게 분화되고 교통통신은 물론 갈등을 해결하는 기술이나 능력 또한 발전하게 되었지만 갈등을 야기할 가능성도 과거와는 완전히 달라져서 새로운 갈등의 여지도 많아지는 것이 현실이다.

(1) 갈등의 원인

갈등의 원인은 독립적인 원인에 의한 것이라기보다는 여러 가지 요인이 복합적으로 작용한다는 점을 이해할 필요가 있다. 개인들 간, 집단들 간에 발생하는 갈등들 중 전형적인 원인들로는 "자원들이 공평하게 공유되었는지 여부, 업무 기대치들에 대한 불충분한 설명, 설명도 없이 의례 절차와 과정들을 방해하고 팀원들이 준비하지 못하게 만드는 변화들 및 팀원들이 이해하지 못하고 위협으로 볼 수 있는 변화들로 생긴 스트레스가 있다. 다른 원인들로는 모호한 판결, 이해 갈등, 소통의 혼란, 해결되지 않은 갈등 등이 있다.

(2) 갈등의 기능

갈등은 순기능과 역기능을 갖는다는 관점에서 많은 학자들의 의견이 일치하고 있다. 갈등이 집단이나 조직에 미치는 순기능과 역기능을 살펴보면 다음과 같다.

가) 갈등의 순기능

갈등은 조직과 집단의 목표달성을 저해하거나 부정적 영향을 미치는 역기능과 목표달성을 촉진시키고 조직에 긍정적 영향을 미치는 바람직한 갈등인 순기능을 함께 갖고 있다. 갈등의 순기능은 생산적 갈등의 결과와 효과라고도 볼 수 있으며, 갈등으로 인해 개인이나 집단이 문제인식을 갖게 됨으로써 조직에 건설적인 변혁과정이 일어나서 현식적인 사고가 촉진되며 집단응집력과 사기증진으로 생산성이 증가하고 구성원은 만족하게 되는 것이다. 이와 같이 건설적이고 생산적인 갈등은 새로운 도전을 유발함으로써 가치가 있고 필요하며 이러한 갈등이 없다면 조직은 무관심과 무기력으로 정체될 것이다.

나) 갈등의 역기능

갈등의 역기능이란 소모적 갈등의 결과로 인해 나타난 효과라고 할 수 있으며, 역기능의 결과로 갈등이 스트레스의 주요요인으로 작용하고 구성원의 사기 저하와 불신 및 의심 풍토가 형성되며 그로 인해 직무만족이나 업무수행이 저하된다.

갈등수준에 따른 조직유효성과의 관계를 보면 갈등이 적정수준일 때 유효성이 가장 높은데, 즉, 갈등의 수준이 너무 낮을 경우는 변화에 필요한 활력을 주지 못해 침체됨으로써 유효성이 저해될 수 있고 반면, 갈등이 지나칠 경우에는 갈등의 파괴적인 성격으로 인해 조직 혼란이 유발되고 조직 유효성이 저하된다. 따라서 조직 갈등관리의 기본 방향은 갈등의 역기능적 측면은 최소화하고 순기능적 측면을 최대한 이용해 조직 유효성을 높이는 것이며, 이는 역기능적 갈등의 해결과 동시에 순기능적 갈등의 조성을 통해 가능하다. 다같이 적정 수준의 갈등을 유지하는 것은 조직의 혁신과 변화를 유도할 수 있어 조직 전체의 유효성에 영향을 미칠 것이다.

(3) 효과적인 갈등관리

오늘날과 같이 적정수준의 갈등을 유지하는 것이 바람직하다고 하는 현대적 갈등관리의 관점에서 갈등관리의 목적은 갈등을 제거, 방지 또는 통제하는 것이라기보다는 오히려 갈등으로부터 생기는 가치와 순기능적 효과를 증대시키고 비용과 불만족 및 역기능을 감소시키는 갈등관리 방법에 관심을 갖는다. 그러나 변화의 시대에 흔히 경험해 보지 않은 새로운 갈등의 발생으로 리더는 기존 협상의 방법을 통한 갈등해결이 매우 어려울 수 있다.

갈등은 조직에서 보편적이고 일상적으로 발생하는 현상으로서 조직성과에 부정적인 영향을 미칠 수 있으나 한편으로 긍정적인 효과도 있기 때문이다. 그러므로 갈등관리는 조직의 생존을 위해 필요한 하나의 핵심적 과정으로서 받아들여지고 있음을 이해해야 한다. 또한 리더로서 갈등을 관리하고자 개입하여 중재해야 할 때 초기에 의사결정 방법으로 시작해야 하며 다양한 갈등해결을 위한 발전적 경험을 제공하여 미래에 갈등해결 능력을 향상시키도록 하는 것이 중요하다.

가) 갈등관리 방안

오늘날 많은 조직에서는 갈등관리 방법에 관심을 가지고 있다. 갈등관리는 갈

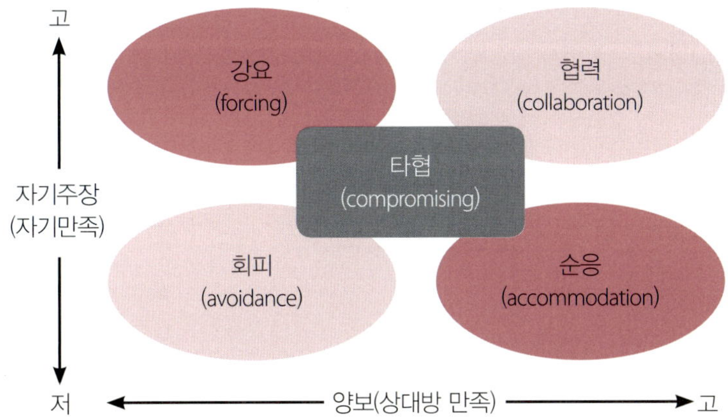

그림 3-2 갈등관리 방안

등 당사자들이 공동으로 원인이 되는 문제를 해결하는 것이 바람직하다. 이러한 대처방법에는 강요, 순응, 타협, 협조 및 회피가 있다.

갈등관리 방법은 자기주장, 양보라는 두 가지 차원의 높고 낮음에 따라 다섯 가지 갈등처리 방식을 다음과 같이 제시할 수 있다.

(가) 강요

강요(forcing)는 상대방을 압도함으로써 갈등을 즉각적으로 끝내기 위해 자기주장을 관철시키는 방법이다. 이 방법은 생존이냐 죽음이냐의 상황에서 적절할 수 있으나 대체로 부적절하며, 타협과 협조의 방법이 갈등반응으로 더 효과적이다.

(나) 순응

순응(accomodation)은 상대방의 주장을 수용하는 것으로 비주장적이고 대체로 협력적인 방법을 말한다. 이러한 방법은 상대방의 욕구와 관심사를 우선시함으로써 갈등을 해소하고 원만한 관계를 유지하려는 것이다.

(다) 타협

타협(compromise)은 상호 양보를 하여 약간의 자기만족만을 꾀하는 것이다. 갈등관계에 있는 당사자들이 서로 주장하는 자신에 속한 가치를 일부분 포기하는 것으로서 양쪽 모두 원하는 것을 갖지는 못한다. 노사협약 체결과정에서 주로 사용된다.

(라) 협력

협력(collaboration)은 서로의 관심사를 모두 만족시키려고 하는 것이다. 이는 갈등관계의 당사자 모두가 이기는 승–승(win–win) 전략이다. 협력은 양쪽 모두의 목적이 모두 중요하므로, 어느 한 쪽의 의견으로 타협할 수 없는 상황에서 효과적이다.

(마) 회피

회피(avoidance)는 관련자들이 갈등현장을 떠남으로써 자신과 상대방의 관심사를 모두 무시하는 것이다. 이는 단순히 갈등을 억누르거나 갈등에서 벗어나는 것으로 고도로 밀착된 집단에서 흔히 사용하는 방법이다. 이 방법은 집단 모두 어떤 것도 하기를 원치 않음으로써 의견 차이를 회피하고 서로 상대방에게 좋지 않은 감정을 가질 수 있다.

위의 다섯 가지 방법은 각기 장·단점을 가지고 있으며 모든 상황에 이상적인 대안은 존재하지 않는다. 따라서 유능한 리더는 상황에 따라 어떤 방법이 더 유효할 지를 고려하여 활용하여야 한다.

2) 협상

일반적으로 갈등을 해결하기 위한 최선의 전략은 협상이다. 협상(negotiation)은 보는 관점에 따라 일반적으로 둘 또는 다수의 당사자가 서로의 쟁점에 대해 합의점을 찾아가는 과정이다. 즉, 자신에게 중요한 이슈에 대해서는 상대방의 양보를 받아 내고, 반면에 상대방에게 더 중요한 이슈에 대해서는 양보함으로써 서로 만족스러운 교환에 이르려는 시도로서 양보와 교환에 초점을 맞추는 것이다. 또한, 서로간의 공통적인 요소가 있다면 협상을 일종의 커뮤니케이션을 통한 의사결정 과정을 거쳐 본질적인 의미에서 서로 합의점을 이끌어내는 과정으로 본다. 협상의 장점은 소송이나 중재와 같은 갈등해결방식보다는 비용이 상대적으로 적게 든다는 점과 협상 당사자들 모두에게 이익이 되는 방향에서 타결이 가능하다는 점이다. 반대로 단점은 협상 당사자들이 서로 신뢰하지 못한다거나 가치관이 다른 경우, 혹은 당사자간의 권력 불균형이 심각한 상태이거나 사안이 긴급하지 않을 경우에는 협상을 통해 합의에 이르는 시간이 다소 많이 걸린다는 단점이 있다.

(1) 협상의 핵심 요소

어떠한 협상이든 다음의 4가지 핵심요소가 존재한다.

- 정보(information) : 협상대상에 대한 객관적인 정보(지위, 인지도, 장단점 등)나 상대의 목표수준, 최후의 보루점, 상대가 사용할 수 있는 권력의 크기에 관한 정확한 정보
- 시간(time) : 협상 상대에게 남아있는 협상시간. 만약 협상시간을 알면 마감시간이 임박할수록 협상은 불리하게 작용한다.
- 권한(authority) : 협상 상대자가 가지고 있는 지위와 권한. 만약 상대방이 가지고 있는 지위와 권한을 알면 협상에서 우위를 선점할 수 있다.
- 대체안(option) : 대체할 수 있는 안. 만약, 협상 시 대체안이 있으면 유리한 위치에서 협상을 할 수 있다.

(2) 성공적인 협상의 핵심요인

- 협력적인 태도
- 협상 안에 대한 지식과 자신감
- 상대를 인정하고 존중하는 태도
- 효과적인 의사소통기술
- 상대에 대한 신뢰감
- 사전 준비 철저 및 협상 중 경청하는 태도

5. 영향력과 힘

1) 영향력의 의의

리더십에 관한 정의들을 살펴보면 다음과 같이 정리될 수 있음을 알게 된다. 리더십이란 조직의 목표 달성을 위하여 조직 구성원들에게 '영향력'을

행사하는 과정이라고 요약된다. 리더십에서 가장 중요한 키워드는 영향력임을 알 수 있다. 영향력이란 무엇이며 어떻게 발휘되는 것일까?

영향력은 우리 사회에서 강력한 힘을 발휘하는 요소다. 모든 산업이 영향력을 중심으로 발전했다. 로비산업은 소속 집단을 위해 정부에 영향을 미치려고 한다. 광고업체는 특정 상품이나 서비스에 돈을 쓰도록 소비자를 설득한다. 판매 및 마케팅 팀은 자기 회사에 유리한 쪽으로 계약을 달성하기 위해 막대한 자원을 쏟아 붓는다. 정치인은 마지막 한 표라도 끌어모으려고 전국에 걸친 전화 선거운동을 펼친다. 부모는 아이의 미래를 관해 조언하는 저녁 세미나에 참석한다. 어느 곳을 보아도 영향력을 볼 수 있다.

물론 리더십과 영향력은 서로 관련이 있고 겹치는 부분이 있다. 그리고 사실, 위대한 리더는 막강한 영향력을 발휘하고, 영향력 있는 사람은 대개 리더의 위치에 있다. 그러나 본질적으로 리더십과 영향력은 다른 개념이다.

우선 리더십은 눈에 보이지 않으며 제한적이다. 리더십은 의식적인 마음가짐이며, 일정 기간 동안 우리가 맡은 제한된 역할이다. 대개 리더십은 대중 앞에서 발휘하며, 추종자와 감시자는 그 리더십을 공개적으로 논하고 판단한다. 리더의 말과 행동, 그리고 곧바로 이어지는 결과 사이에는 분명한 인과관계가 성립한다. 그러나 그 결과가 오랫동안 지속될 수도 있고 그렇지 않을 수도 있다. 한 마디로 리더는 사람에 영향을 미친다.

이에 반해, 영향력은 감히 상상하기 어려울 정도로 큰 개념이다. 리더십이 바다 위로 솟아있는 빙산의 일각이라면, 영향력은 바다 밑에 숨어 있는 거대한 빙산이다. 사람들은 자신도 모르게 영향력을 주고받는다. 영향력은 미묘하며 그 실체를 포착하기 어렵다. 또 신비하며 사건 이면에서도 작용한다. 교육수준이나 지위, 재력과도 큰 상관이 없으며 문화와 인정의 벽을 초월한다. 영향력은 직접 느끼지 못할 수도 있고 곧바로 성과로 이어지지 않기도 하지만, 일단 목표를 발견하면 광범위한 효과를 발휘한다. 한마디로 영향력 있는 사람은 사람뿐만 아니라 결과에도 영향을 미친다.

리더십은 쉽게 모방할 수 있다. 반면 영향력은 그 실체를 파악하고 분석하기가 훨씬 어렵다. 리더가 '나는 앞에서 내 맡은 일을 한다'라고 말한다면, 영향력 있는 사람은 '나는 결과를 만들어낸다'라고 말한다. 리더십은 세상을 좌지우지하지만 영향력은 암암리에 세상을 움직인다.

일례로 칼 마르크스(Karl Marx)는 〈공산당 선언〉 등의 글을 썼음에도 살아 있는 동안에는 리더가 아니었다. 그는 눈에 띄지 않는 가난한 독일인일 뿐이다. 종교와 자본주의, 불법, 고난에 관한 그의 사상은 세간의 주목을 받지 못했다. 1883년 3월 17일에 그가 세상을 떠났을 때 단 11명만 장례식에 참석했을 정도다. 당시 그와 정치적 견해가 같았던 엥겔스(Engels)는 마르크스의 이름과 글이 길이 빛을 발할 것이라 말했다. 이 말은 당시만 해도 터무니없이 들렸다.

그러나 산업혁명이 초래한 격동과 불안 속에서 마르크스의 영향력은 많은 정부와 사회를 철저히 흔들어 놓았다. 공산주의가 전 세계로 확산된 지난 20세기를 돌아보면 엥겔스의 예언은 그대로 들어맞았다.

GE사의 전 최고경영자였던 잭 웰치(Jack Welch)가 리더였다면, 전 연방주비위원회 의장이었던 앨렌 그린스펜(Alan Greenspan)은 영향력이 있는 사람이었다. 리더십은 표현되지만 영향력은 흐름이다. 다음은 리더십과 영향력의 차이를 요약한 내용이다.

- 리더십은 눈에 보이지만 영향력은 보이지 않는다.
- 리더십은 주로 의식적이지만 영향력은 주로 무의식적이다.
- 리더십은 제한적이지만 영향력은 한계를 초월한다.
- 리더십은 일시적이지만 영향력은 지속적이다.
- 리더십은 대중 앞에서 발휘되지만, 영향력은 주로 무대 뒤에서 발휘된다.
- 리더십은 일정한 법칙이 있지만 영향력은 불가사의하다.
- 리더십은 세상을 좌지우지하지만 영향력은 암암리에 세상을 움직인다.

이런 차이가 있다고 해서 무조건 영향력이 리더십보다 낫다는 말은 아니다. 단지 영향력이 리더십보다 더 심오하고 광범위한 개념이며 습득하기 어려운 기술이라는 것이다. 굳이 리더십과 영향력 중 하나를 선택하라면 우리는 영향력을 선택할 것이다.

2) 리더십의 첫 번째 요소 '영향력'

리더십은 한마디로 '영향력'이다. 어느 정도 비슷한 물체 사이에서 어떤 차이가 존재할 때 공명 현상이 흐르게 되고 영향력이 흐르게 되듯이, 리더와 팔로워 사이에서도 어느 정도의 공통 분모, 즉 문화적인 최소한의 동질감과 소통 코드 안에서의 어떤 차이가 영향력을 흐르게 만드는 것이다.

인종도 다르고 시대도 다르고 여러 배경이 너무 다른 관계에서 리더십의 영향력은 팔로워들에게 그렇게 강력하게 다가오지 못한다. 같은 언어권과 문화권 안에서 그리고 어떤 경험의 공유 안에서 어떤 차이를 느끼게 될 때, 즉 도덕적 · 지적 차이, 어떤 카리스마 등을 느끼게 될 때, 비로소 팔로워들은 리더로부터 영향을 받게 되는 것이다.

그러면 어떻게 영향을 끼칠 수 있을까? 어떤 문헌은 영향력을 끼치는 과정은 3가지라고 말한다. 첫째, 팔로워가 상이나 인정을 받기 위하거나 아니면 벌을 피하기 위해서 리더에게 순응할 때, 둘째, 팔로워의 가치를 리더가 알고 동의를 이끌어내어 팔로워가 헌신하게 될 때, 그리고 셋째, 팔로워가 리더를 닮고자 하고 협력하고자 하여 헌신하게 될 때, 영향력이 작용하게 된다고 한다.

그리고 또 다른 각도에서 영향을 끼치는 전략도 여러 가지로 소개되고 있다. 이성적 설득, 영감적 호소, 상담, 환심, 인격적 호소, 거래, 연합, 합리화 그리고 압력들이라고 한다. 이상의 여러 가지는 다 영향을 끼치는 경로가 된다. 그리고 중요한 것은 영향을 끼치는 유형을 직접적 영향력과 간접적 영향력으로 구분하는 것이다. 즉 직접적 영향의 리더들은 교훈, 정책, 그리고 연설 등을 통해 직접적으로 영향을 주며 간접적 영향의 리더(창조자)들은 그들이 창작하는 작품이나 이론, 과학 지식 등을 통해 간접적으로 영향을 끼치게 된다.

직접적 리더십은 특정 소수를 위한 리더십이다. 직접적 리더는 경계가 분명한 한 물리적 공동체를 이끄는 사람이다. 이러한 리더십은 직접적으로 대화하고 연설하고 교류하면서 영향을 주게 된다. 기업, 군대, 그리고 교회 등의 공동체에서 일어나는 것이다. 그런데 간접적 리더십은 어떤 특정 물리적 공동체가 없다. 이 리더십은 불특정 다수를 위한 리더십이다. 그 리더는 자신도 알 수 없는 사람들에게 장소와 시간을 넘어서 영향을 끼치는 사람이다. 이런 간접적 리더십은 반드시 미디어를 통해서 영향을 주게 된다. 즉 책, 문서, 방송, 인터넷, 그리고 소문 등이 현대의 간접적 리더십의 중요한 매체가 되는 것이다. 중요한 것은 이 간접적 영향력이 직접적 영향력보다 더 비중이 커지고 더 강도가 커져 간다는 것이다.

특히 정보화 사회가 되면서 교회 공동체는 그 테두리 안에서의 직접적 영향력의 리더십과 함께 미디어를 통해서 접촉하게 되는 또 다른 간접적 영향력의 영향권 안에 있게 된다. 다시 말하자면, 담임 목회자라는 직접적 영향력 외에도 어떤 방송 설교자나 저술가에 의한 간접적인 영향력을 받는 이중 구조가 점점 이루어져가고 있다. 그리고 미래에는 점점 더 직접적 리더들이 미디어를 통한 간접적 영향력을 사용하게 될 것임에 틀림없다

3) 영향력과 힘

'힘'이란 능력, 세기, 권위 등을 나타내는 명사이다. 반면에 영향력은 다른 사람이 행동을 취하도록 움직이거나 유도한다는 의미의 동사 어구(영향력을 행사한다)로 주로 사용되고 있다. 일반적으로 힘은 우리가 소유하고 있는 어떤 것으로 간주하고, 영향력은 우리가 행사하는 어떤 것으로 간주한다. 전력은 가정이나 사무실에서 우리가 스위치를 켤 때까지는 그저 '잠재적인 빛의 원천'으로서만 존재한다. 이와 마찬가지로 우리의 힘은 우리가 영향력을 행사한다는 의미로 활성화되기 전까지는 잠재적인 상태로 존재한다.

우리가 사용할 수 있는 힘의 원천은 그 종류가 많다.

- 역할, 직무, 업무와 관련된 공식적 권위
- 자신이 대표하는 개인이나 집단이 위탁하거나 위임한 권한
- 정보, 기술, 전문지식
- 성공에 대한 평판이나 능력에 대한 인정
- 관계 및 상호적 의무
- 원칙에 따라 행동함으로써 다른 사람이 보여주는 존경과 찬양을 바탕으로 한 도덕적 권위
- 어떤 생각에 대한 자기 확신 및 몰입할 수 있는 개인적인 역량

힘은 직접적으로 사용할 수도 있고("엄마로서 말하는데, 이제 그만 가서 자거라"), 다른 사람을 통해서 간접적으로 사용할 수도 있다("내가 다른 업체를 더 선호한다는 것을 은밀히 그에게 알려주길 바라네"). 반응하는 측에서 볼 때 요구하는 측의 의도가 합당한 것이면 상응하는 행동이 일어날 수 있을 것이다. 일반적으로 힘을 사용할 때에는 혼동, 지연, 의심 등을 피하기 위해 직

접 사용하는 것이 좋다. 간접적으로 힘을 사용하면 때로는 조작이 일어날 수 있기 때문이다. 그런데 살다보면 힘을 직접적으로 사용해야 할 많은 상황들이 있다. 긴급 상황 또는 빠른 의사결정이 필요한 상황에서는 관심과 참여보다는 신속하고 효과적인 행동이 더 중요할 수도 있다. 그러나 일상생활에서 힘을 직접적으로 사용하기 위해서는 몇 가지 조언이 필요하다.

- 다른 사람들이 당신의 힘을 상황에 비추어 합법적이고 충분하며, 적절한 것으로 인식해야 한다.
- 힘의 사용이 다른 사람의 마음이나 감정을 바꾸지는 못한다는 것을 인식해야 한다. 자신이 상대방을 사후관리하지 않는 한 상대방의 계속적인 실행을 장담할 수는 없다.
- 힘의 직접적 사용은 성과를 내는 데 필요한 책임을 다른 사람들이 공유하도록 만들지 못한다. 따라서 상대방은 스스로 결정을 내리고 그 결과에 책임을 감당함으로써 얻을 수 있는 성장의 기회를 갖지 못하게 된다.

영향력을 행사한다는 것은, 자신 스스로가 원하는 결과를 얻고자 상대방을 움직이기 위해 자신의 힘의 원천을 사용한다는 것이다. 힘의 원천은 그것이 사용되어야 하는 상황 및 사용 대상자에 따라 다르다. 그런데 이러한 힘의 원천은 다양한 영향력 기술을 사용할 수 있는 근거를 제공한다. 직접적인 힘 대신 영향력을 사용하면 상대방을 존중한다는 메시지를 전달할 수 있다. 그러면 상대방은 강요에 의해서가 아니라 자발적으로 행동하게 된다. 이것은 또한 다른 사람들을 통해 어떤 목표를 달성해야 하는 상황에서 취할 수 있는 현실적인 선택이기도 한다.

(1) 영향력과 리더십

리더는 두 가지 방법, 즉 직접적인 힘과 영향력 기술을 모두 사용할 수 있어야 하며, 언제 어떤 방법이 적절한가를 알아야 한다. 상대방에 맹목적으로 복종하는 사람은 없을 것이다. 대부분의 리더들은 영향을 받으면서 동시에 영향을 끼칠 줄 아는 사람들과 함께 일하려고 한다.

영향력은 상호적인 것이기 때문에 리더는 상대방으로 하여금 어떤 문제에 관해 언제 어떻게 영향을 받을 수 있는지 알게 하는 것이 중요하다. 리더나 관리자가 종종 범하는 커다란 실수는 자신이 영향을 받는 것처럼 행동하고 나서는 이미 결정이 내려졌다는 식으로 말하는 것이다. 이는 상대방도 자신과 동일한 결론을 내릴 것으로 예상하고 그 결정에 전적으로 따르기를 바라기 때문일 것이다. 그러나 이런 행동은 상대방의 냉소를 유발할 뿐이며, '참여적 행동'이나 '팀원에 대한 권한부여' 등의 바람직한 행동기법을 잘못 사용하는 사례일 뿐이다. 직접적인 힘을 사용해야 할 때는 확신을 가지고 행사해야 한다. 그리고 나서 자신이 영향을 받아야 할 때는 그 사안과 관련된 어떤 부분이 상대방이 참여할 수 있게 해야 한다.

예를 들어, 조직원들이 원하든 원치 않든 조직 개편이 필요하다고 가정해보자. 어떤 사람은 혹시 다른 사람들이 그 결정에 참여한 것처럼 보이게 함으로써 그 조치에 대한 지지를 얻으려고 할지 모르지만 결정이 이미 내려졌다는 점을 고려한다면 이런 행동은 적절하지 않다.

이보다는 결정 사실을 발표하고 사람들이 그 결정을 받아들일 수 있는 시간을 제공한 다음 관심을 표시하면서 다음과 같이 물어보면 된다.

> "당신이 조직구성원들에게 이 결정 내용을 알리고 이를 이행할 때 내가 어떻게 도와주면 될까요"

성공적인 리더는 아주 다양한 영향력 행동을 배우고 연습한다. 그는 달성하고자 하는 목표를 세운 다음 다른 사람들과 더불어 그 결과를 성취하는 과정에서 일관성 있게 행동한다. 리더십은 타인과 함께 의사결정 과정을 공유하는 것이다. 당신이 리더로서 직접적인 힘을 사용할 수 있는 경우는 매우 제한적일 것이며 또한 효과적이지도 못하다. 결국 자신 스스로가 책임을 져야 한다. 그러나 진정한 리더는 구성원들과 조직의 목표를 공유하고 그 목표를 달성하기 위해 필요한 열정을 가질 수 있도록 자신의 개인적인 영향력 기술을 발휘하는 사람일 것이다.

(2) 영향력의 범위

우리 모두는 '영향력 범위'를 가지고 있다. 이 범위는 사안에 따라 통제력을 발휘할 수 있는 영역, 결과에 따라 우리가 직접적으로 영향을 줄 수 있는 영역, 다른 사람을 통하거나 집단의 일부로서 상황에 간접적으로 영향을 끼칠 수 있는 영역 등으로 이루어진다.

> ① 통제 범위 : 자신이 직접적인 힘을 가지는 사안들이며 자신이 최종 결정자이다.
> ② 직접적인 영향력 범위 : 어떤 결정이나 행동에 직접적으로 관련이 있는 사람에게 접근할 수 있는 사안들이다.
> ③ 간접적인 영향력 범위 : 의사결정자에게 직접적으로 영향을 끼칠 수 없으나 다른 사람 또는 어떤 과정을 통해 그들의 결정 및 행동에 영향을 줄 수 있는 사안들이다.
> ④ 영향을 미칠 수 없는 범위 : 통제력이나 영향력을 행사할 수 없으나 다른 사람들의 행동 및 결정 과정에 의해 자신이 영향을 받는 사안들이다.

(3) 영향력의 행사 유형

리더십의 가장 핵심적인 요소는 영향력의 행사로서 리더십의 필수 조건이다.

가) 영향력 행사의 방법

강압적 방법과 비강압적 방법이 있다.

(가) 강압적 방법

직위권력에 기초하여 위협, 벌, 부정적 보상을 활용하여 리더가 원하는 행동을 하도록 한다. 이 방법은 상사와 부하의 공식적 수직관계에서만 적용 가능하다. 비공식적인 관계나 수평적 관계에서는 직위권력에 의한 강압적 방법을 사용할 수 없다. 리더십이 공식적으로 임명된 리더와 부하 간의 수직적 관계에서 뿐 아니라 모든 사람에게도 통용될 수 있는 개념이라면 강압적 방법에 의한 영향력 행사는 리더십과 구분되어야 한다. 그래서 많은 학자들은 리더십을 비강압적 방법에 의한 사회적 영향력 행사의 과정으로 정의하고 있다.

(나) 비강압적 방법

합리적이고 인지적인 측면에 호소하는 방법이 있다. 즉, 영향력의 감성적 측면이 강조되고 있다. 리더가 대의명분을 위해 이해관계를 떠나서 기꺼이 희생하고 영감을 열정을 갖도록 부하를 고무시키는 과정은 합리적 접근방법 이상으로 효과적이다. 따라서 이성과 감성에 호소하는 영향력 행사의 방법은 모두 리더십에 중요한 역할을 한다.

나) 영향력과 부하(하급자, 추종자)의 반응

포퍼에 의한 리더십이 영향력 3가지 형태는 즉, 리더가 부하에게 영향력을 행사하는 과업을 수행하도록 하는 방법은 공식적 권한, 긍정적 또는 부정적 강화, 감성적 영향력이다.

이 3가지 영향력 행사방법은 서로 다른 형태의 반응을 이끌어 낸다.

공식적 권한은 복종을, 긍정적 또는 부정적 강화 같은 것은 보상의 대가로 성과를, 감성적 영향력은 기대 이상의 성과를 내려는 의욕 몰입을 창출한다(표 3-1).

표 3-1 구성원(부하, 추종자) 반응 측면에서 본 영향력 행사 유형

반응의 형태	반응의 행동 표현	반응의 의미	영향력 행사의 방법
복 종	처벌을 피할 정도로, 또는 명예에 금이 가지 않을 정도로 최소 수준의 활동	처벌에 대한 두려움	공식적 권한에 의한 명령과 지시
조건에 따른 반응	물질적, 사회적 보상, 명예나 직업적 관심과 관련 되어 있음	사회적, 물질적, 직업적, 보상 기대	교환관계에 기초한 긍정적, 부정적 강화
몰 입	물질적 보상이 명예와 반드시 관련될 필요는 없음	감정의 전이, 권한, 상징적 표현	감성에 호소

세 가지 종류의 지도력(Power)

사람들을 따르게 하는 방법으로 세 가지를 생각해 볼 수 있다. 첫째는 따르지 않을 때 생기는 불이익이 두려운 경우이다. 이런 사람은 다른 사람들을 위협한다. 사람들에게 모욕을 주거나, 제재를 가하거나, 해고를 하거나, 또는 무엇인가를 빼앗아 가는 방식으로 지도력을 발휘하는 것이다. 그럴 경우 사람들은 단지 문제를 피하려는 생각에서 그에게 순종적인 태도를 보인다. 이런 사람이 가진 지도력의 원천은 두려움이다.

두 번째의 경우를 생각해보자. 이 경우에 해당하는 사람이 영향력을 갖는 것은 그가 무엇인가를 사람들에게 해줄 수 있기 때문이다. 이 사람에게는 다른 사람들이 원하는 것을 해줄 수 있는 능력이 있다. 예를 들면, 그는 다른 사람에게 다음과 같이 말한다.

"만일 내가 원하는 것을 해준다면 나는 그 대가로 돈을 드리겠습니다. 당신이 들인 시간과 노력을 보상해주겠습니다. 귀중한 정보를 줄 수도 있고, 엄청난 기회를 제공할 수도 있습니다. 나는 당신이 원하는 것을 가지고 있고, 당신은 내가 원하는 것을 가지고 있습니다. 그러니 서로 거래를 합시다!"

이러한 사람도 지도력이 있는 사람이라고 할 수 있다. 이유는 간단하다. 그는 다른 사람이 원하는 것을 줄 수 있으며 자신이 원하는 것을 다른 사람들로부터 얻을 수 있기 때문이다. 이것은 첫 번째 경우의 지도력과는 약간 다르다. 위협이나 완력이 작용하지 않는 것이다. 어떤 사람을 추종하는 이유가 혹시 이것이 아닐까? 그 사람이 추종의 대가로 무언가를 제공하고 있지는 않는가?

세 번째의 지도력은 완전히 새로운 접근방법이며 또한 질적으로 전혀 다른 종류의 지도력이다. 이 경우, 지도력이 있는 사람은 신뢰와 존경을 받는다. 사람들이 그 사람을 따르는 이유는 그가 원하는 것을 그들 또한 원하기 때문이다. 그가 자리를 지키고 있든 그렇지 않든, 사람들의 뒷조사를 하든 안 하든, 그들에게 금전적인 대가를 지불하든 안하든, 그러한 것들은 하등의 문제가 되지 않는다. 그는 그들을 인격적으로 신뢰하고 그들 역시 그를 인격적으로 신뢰한다. 사람들은 그가 원하는 것을 기꺼이 내어줄 수 있게 된다. 이 사람의 지도력은 다른 사람들과 같은 위치에서 있음으로 해서 나오는 것이지 그들 위에 군림하는 데서 나오는 것이 아니다.

이런 식으로 지도력을 나누어 보는 일이 다소 인위적으로 보일 수도 있다. 사람들이 특정 인물을 추종하는 데는 여러 가지 이유가 있을 수 있으며, 그 이유는 시대에 따라 달라지기도 한다. 여기서 중요한 것은 어떤 인물을 떠올리고, 그 사람에게는 왜 지도력이 있는지, 왜 사람들이 그를 따르기로 결정하는지를 생각해 보는 일이다.

〈출처 : Blaine Lee(장성민 역), 지도력의 원칙, 김영사, 1999.〉

(가) 복종

복종은 외적으로 주어진 의무감으로 명령이나 지시에 기초한다.

복종은 최초의 제재나 벌에 의해 형성되고, 훈련과 명령을 통해 주입되며, 점차 불복종의 결과에 대한 두려움에 의한 동기유발 되고 내면화되어 어떤 의심이나 질문을 막거나 최소화시키는, 또한, 공식적 권한에 의한 복종은 개인으로 하여금 자신이 스스로 책임감을 가진 독립적 자리가 아니라 권위자의 도구로 인식하게 할 수 있는 단점이 있다. 그러나 높은 성과와 효율성 임무의 완수에는 복종이 필요하다.

(나) 보상의 대가

보상의 대가로서의 성과 창출은 리더와 부하 간의 교환관계에 기반을 두고 있다.

부하는 리더로부터 받았다고 또는 받는 것이라고 인식하는 보상에 대해 교환적 의무감으로 성과를 창출한다. 따라서 리더는 부하로 하여금 보상과 노력 간의 관계를 인식하도록 해야 하며, 부하의 욕구와 기대를 명확히 파악하여 교환관계에 기초한 강화 보상의 활용은 영향력행사의 합리적 인지 방법에 해당된다고 볼 수 있다.

(다) 몰입

몰입은 내적으로 나타는 의무감으로 개인적인 믿음과 신념에 기초하고 있다.

몰입은 초기에 사회적 욕구나 목표의 인식과 가치관과 규범의 힘에 의해 형성되며 이러한 목표는 자신의 가치체계와 규범을 보완하고 그것은 또한 목표를 정당화시킨다. 그 정당화된 목표를 달성하는 데 몰두하게 되고 때로는 자신의 희생까지도 감수하도록 동기유발을 일으킨다. 이 경우 리더는 감정을 일깨워 부하로 하여금 '주고받는' 교환관계를 넘어서 행동하도록 동기유발 시키므로 리더와 부하의 관계는 근본적으로 감성적이다. 영향력 행사의 감정적 가치 지향적 방법이 일맥상통한다.

4) 영향력의 요소

요즘 SNS의 하나인 트위터에서 쓰이는 용어가 팔로워(follower)와 팔로잉(following)인데, 팔로워(follower)는 '자신을 따르는 사람'이고 팔로잉(following)은 '자신이 따르는 사람'을 의미한다. 자신이 누군가를 따르든, 남이 자신을 따르든 간에 둘 사이에는 어떤 형태로든 영향력이 존재하고 영향력을 주고받는 사이라는 의미가 된다. 트위터에서 팔로워들이 많으면 말하자면 그 사람의 '입김'이 강해진다는 얘기이고 설득력을 지닌다는 의미가 된다. 리더십 이론에서도 리더가 있고 그 사람 아래 하위자 즉 팔로워들이 있다. 리더십을 개념적으로 정의하기를 "집단이나 조직에 있어서 특정의 목적을 달성하기 위하여 구성원들에게 영향력을 행사하는 과정"이라고 한다. 인간관계의 양상이 어떠하든 간(심지어 웹상에서도 그러하다)에 사람과 사람 사이에 관계가 맺어지면 어떤 형태로든지 영향력이 행사된다는 것이다. 물론 SNS에서의 영향력은 제한적이라 할지라도 말이다.

따라서 인간관계를 이해하려면 영향력에 대한 이해가 먼저 필요한 것이다. 그러면 영향력이란 무엇인가? 사전적으로는 “어떤 사물(사람)의 효과나 작용이 다른 것에 미치는 힘 또는 그 크기나 정도”라고 정의된다. 한편 정치학에서는 영향력을 “어떤 수단을 사용하여 상대의 행동을 변화시키려고 하거나 그대로 유지시키려는 경우 그것이 어느 정도 성공할 것인지를 나타낸 것이 힘의 양”이라고 정의한다. 예를 들면, 어떤 수단을 강구해도 상대의 행동이 변하지 않는 경우에는 영향력(힘)이 크다고 할 수 있다. 영향력이 어떠한 분야에 미치는가를 영향력의 범위라고 하고, 몇 개 국가에 미치는가를 영향력의 도메인이라고 한다. 범위와 도메인이 크면 클수록 영향력이 크다고 할 수 있다. 영향력을 발휘하기 위해 어떠한 수단을 강구하려는 경우 국가는 그 수단을 실행할 수 있는 자원을 가지고 있어야 한다. 예를 들면 군사적인 수단을 행사하려는 경우 군사력을 가지고 있어야 하고, 경제적인 수단을 강구하려는 경우 경제력이 있어야 한다. 이와 같이 영향력을 발휘하려고 할 때의 수단 하에 있는 것을 영향력(힘)의 기반 또는 능력이라고 한다.

서점가에서 스테디셀러로 자리 잡고 있는 로버트 치알디니(R. B. Cialdini)의 저서가 국내에 번역 소개되기는 ≪설득의 심리학≫이지만 원제는 ≪Influence : the psychology of persuasion≫이다. 곧 영향력이 있다는 것은 상대방을 설득하고 설복시킬 만한 자질과 능력, 또는 수완을 갖추고 있다는 것이다. 인간(人間)이라는 단어는 문자 그대로 ‘사람과 사이’라는 의미인데 혼자서는 살아갈 수 없는 존재여서 무리를 짓고 또 관계를 맺고 소통하며 살아가야 하는 존재임을 뜻하는 것이다. 사람과 사람 사이에 의사전달과 정보교환의 과정이 있지만 관계가 지속되고 또 유지되어 가려면 상호 간에 감화 감동이 있는가 하면, 상대방을 설득하고 좀 더 끌어당겨서 친밀하거나 특별한 유대감을 가지는 관계로 발전시키려고 할 것이다. 치알디니는 설득을 위한 6가지 원칙을 제시하고 있다. 상호성의 원칙, 약속과 일관성의 원칙(commitment and consistency), 사회적 증거의 원칙(social proof), 호감의 원칙(liking), 권위의 원칙(authority), 희귀성의 원칙(scarcity)을 중심으로 소비자 심리를 예리하게 분석하여 소비자의 마음을 사로잡는 기술을 마케팅에 접목시킨 흥미로운 책이다. 인간관계에 있어서 영향력 또는 설득의 과정과 연계시켜 나름대로 풀어서 이해해보도록 하자.

(1) 상호성의 원칙

인간관계가 건설적이고 생산적인 관계로 유지되고 발전되어 가려면 일방적이어서는 곤란하다. 서로 주고받는 이른바 'give & take'의 관계여야 한다. 호의를 베풀 때에 상대방이 마음을 열고 호의적으로 반응해오기 마련인 것이다.

(2) 약속과 일관성의 원칙

사람들은 한번 '엮이어 관계를 맺고 나면' 조금 못마땅하거나 불편하더라도 쉽사리 등을 돌리거나 파기하기를 주저하는 편이다. 사람들이 대체로 한 번 맺게된 그 관계를 일관되게 지속시켜 나가려고 하는 경향이 있으므로 원만한 인간관계 또는 성공적인 인간관계를 위해서는 상대방의 충성도(loyalty)를 늘 고맙게 여기고 그 신의와 일관성에 보답하는 응분의 보상을 해주어야 하는 것이다.

(3) 사회적 증거의 원칙

'다수의 행동이 선'이라는 표현이 있지만, 늘 정확하거나 신뢰할 만한 것은 아닐지라도 여러 사람들로부터 나오는 평판이 어떠한가가 인간관계에 적잖은 영향을 비친다. 일단 이미 맺고 있는 다른 사람들과의 인간관계가 원만하고 성공적이어서 그 사람들로부터 긍정적 반응과 호의적인 평판이 나올 수 있도록 잘 처신하고 관리해 나가야 할 것이다.

(4) 호감의 원칙

상대방이 좋아할 만한 매력을 지니도록 하여야 한다. 매력적인 외모에서부터 호감을 느끼게 만드는 부드럽고 점잖은 말투, 우아하고 세련된 매너, 자신만의 색깔과 향기를 지니는 멋 등을 갖춘 사람에게는 사람들이 모여들게 마련이다.

(5) 희귀성의 원칙

모자라고 부족하면 간절함이 더해지기 마련이다. 너무 자주 지겨울 만큼 잦거나 많으면 희소성이 떨어지기도 하고 경우에 따라서는 지겹거나 권태감마

저 느낄 수 있다. 인간관계에서 너무 소원해져서 "out of sight, out of mind"라는 말처럼 자주 안 만나서 마음마저 멀어져 가도록 방치하는 것도 문제가 있지만, 너무 자주 만나고 뭉치다보면 자칫 언사나 대하는 태도가 함부로 대하거나 무례해지기도 하고 심한 경우에는 귀찮아지기까지 하는 상황에까지 이르러서는 곤란한 것이다.

(6) 권위의 원칙

실력과 경륜을 갖춘 전문가나 사회적 명망을 얻고 있는 사람, 교수나 의사, 변호사나 여타의 전문직종의 사람들이 하는 한 마디의 말은 권위를 지니기 마련이다. 일반적으로 사람들은 권위가 있는 사람들의 말을 신뢰하고 그들에게 의존하려는 경향이 있다. 그러나 권위는 자신이 찾으려 하거나 내세우려고 한다 해서 주어지는 것은 아니다. 그런 경우에는 권위주의에 빠져들고 만다. 진정한 권위는 남으로부터 인정받아야 하는 것이다.

5) 아리스토텔레스의 설득의 3요소

고대 그리스의 철학자 아리스토텔레스는 이미 2500여 년 전에 누군가를 설득할 때는 에토스(ethos), 파토스(pathos), 로고스(logos)라는 세 가지 요소가 필요하다고 주장했다(그림 3−3). 에토스는 화자의 지위와 명성, 화자의 인격과 신뢰감 그리고 화자가 전하는 메시지의 신뢰성 등으로 이루어지는데, 말하자면 에토스는 화자의 성격이나 인격적 측면을 포괄하는 것으로 설득의 과정

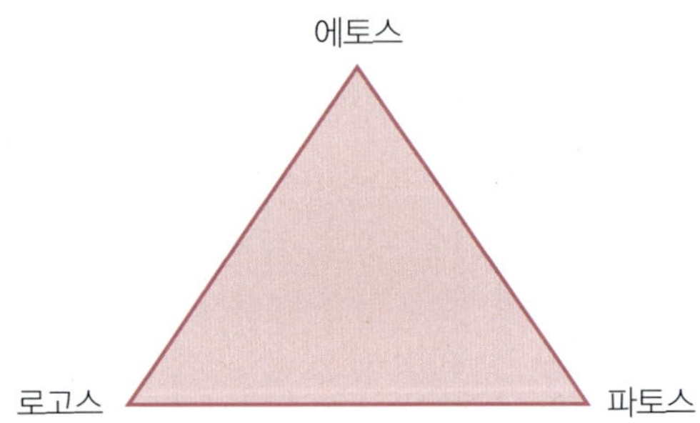

그림 3-3 아리스토텔레스의 삼각형

에서 60% 정도의 영향을 미친다. 한편 파토스는 청중을 설득하기 위해 사용하는 감정적인 소구, 즉 정서적 호소와 공감, 경청 등으로 친밀감을 형성하는 과정이다. 파토스는 청중의 심리적 경향 · 욕구 · 정서 등이 중요한 의미를 지닌다. 유머, 공포나 연민 등의 감정을 자극하거나 마음을 움직이는 감정적 측면으로 설득의 과정에 30% 정도의 영향을 미친다. 그리고 로고스는 논리적이고 이성적으로 화자의 주장을 실증하는 소구방법, 즉 논리적 뒷받침이다. 다시 말하면 로고스는 담론(텍스트)의 논증, 논거의 방식들이고 논리적인 근거나 실증적인 자료 등으로 상대방의 결정을 정당화시킬 수 있는 논거를 제공하는 논리적 측면으로, 상대를 설득하는 데 10% 정도의 영향을 미친다.

그런데 성공적인 설득은 이들 세 가지 요소들이 개별적으로 작용하는 것이 아니라, 유기적 연계과정과 순환과정을 거치면서 이루어진다는 것이다. 우선 1단계는 호감을 사고 긍정적인 평가를 받는 에토스의 과정을 거쳐야 한다. 다음 단계는 상대방의 감정에 호소하는 파토스의 단계이다. 그리고는 행동 변화의 필요성에 대한 논리적 근거를 제공하는 로고스의 단계를 거친다. 그런 다음에 상대방이 마음을 바꾸지 않도록 다시 에토스를 사용하는 과정을 거친다. 아리스토텔레스의 영향력 행사의 과정, 즉 설득의 과정을 한 마디로 요약하자면, 믿을 만한 사람이 믿을 만한 메시지를 통하여 수신자의 공감을 얻을 수 있어야 설득이 된다는 말이다. 달리 말하자면 의사소통을 함에 있어서 메시지는 논리적이어야 하고 그 말 속에는 인격이 숨어있다는 사실을 명심해야 하며 감성적인 메시지가 감화 감동을 주는 힘을 지닌다는 것이다.

(1) 에토스 – 사회적 관습

에토스의 그리스 어원은 윤리(ethics)와 똑같다. 이는 사람의 신뢰성을 말한다. 에토스는 화자의 실제 인격과 청중이 느끼는 인격을 동시에 의미한다. 그래서 에토스에는 사전 에토스와 사후 에토스의 두 단계가 있다. 사전 에토스는 화자가 입을 열기 전에 청중이 그에 대해 가지고 있는 이미지나 선입관이다. 반면 사후 에토스는 말할 때나 연설을 할 때에 나타난다.

실제로 말하는 동안 화자는 청중의 기대에 못 미칠 수도 있고 기대 이상의 설득력을 발휘할 수도 있다. 결론적으로 청중이 화자의 인격을 어떻게 판단하느냐에 따라 화자는 영향력을 발휘할 수도 있고 그렇지 못할 수도 있다. 에토스는 명성, 신뢰감, 호감 등 말하는 사람에 대한 인격적인 측면을 나타내는 것으로 설득과정에서 무려 60%의 영향을 미친다고 한다. 아리스토텔레스가 강조한 설득 스피치의 원칙은 바로 에토스다. 말할 때 상대방을 배려하고, 자신을 낮추고, 진심을 담아 메시지를 전달해야 한다.

인간관계에서 영향력을 확대하는 데 진실성과 신뢰성이 가장 중요하다는 아리스토텔레스의 주장에 전적으로 동감하지 않을 수 없다. 진실성, 고결성, 청렴결백성과 같은 의미로 쓰이는 영어 단어 integrity는 'not'의 의미인 'in'과 'touch'의 의미인 'teg'라는 단어에서 왔다. 즉 '손대지 않은 깨끗한 상태'라는 기본적인 뜻에, '처음부터 끝까지, 앞과 뒤가, 안과 밖이 똑같다'는 뜻을 내포하고 있다. 누구 앞에서 메시지를 전하든 간에 청중은 무언의 질문을 던질 것이다. "당신은 진짜입니까? 당신은 진실합니까? 당신의 말이나 겉모습은 실제 인격과 똑같습니까? 당신은 남 앞에 있을 때나 혼자 있을 때나 똑같습니까?" 청중이 우리의 메시지에 따라 반응하고 행동할지는 이 질문에 대한 대답이 어떠하냐에 달려 있는 것이다.

(2) 파토스 – 감정과 정서

아리스토텔레스는 누군가를 설득하기 위해서는 공감, 경청 등으로 친밀감을 형성하거나 유머, 공포나 연민 등의 감정을 자극해 마음을 움식이는 감정적 측면이 반드시 필요하다고 강조했다. 이 파토스는 영향력을 발휘하는 사람이 아니라 영향력을 받는 청중에 관련된다는 점에서 독특한 요소이다. 아리스토텔레스의 시대에는 파토스는 연사가 말할 때 청중의 반응을 의미했다. 오늘날에도 구체적으로는 화자와 청중의 관계를 의미하지만, 광범위한 의미에서는 물리적 장소와 사회 환경, 정치적 배경 등 주장이 펼쳐지는 모든 환경을 통칭한다. 영향력을 발휘할 때 청중의 반응과 아울러 주위의 모든 환경이 결과에 영향을 미친다. 비즈니스의 경우에 갑갑한 회의실보다는 화창한 야외 골프장이나 분위기 있는 근사한 레스토랑에서 전해지는 중역의 메시지가 훨씬 설득력을 지니는 것이다. 그러나 파토스만으로는 완전한 영향력을 발휘할 수 없다. 분명하고 실질적인 메시지(로고스)와 높은 수준의 진실성이나 고결성(에토스)이 없으면 파토스는 무용지물이 되고 만다.

(3) 로고스 – 분별과 이성

'말'로 해석되는 그리스어 로고스(logos)는 메시지의 내용과 주장의 구조를 말한다. 아리스토텔레스의 웅변술에서 로고스는 말 그대로 입에서 나오는 말을 의미한다. 또한 로고스는 말할 때 화자의 마음, 주장의 구조, 주장을 펼칠 때 사용하는 이면의 추론 과정을 의미하기도 한다. 대학 교수에게는 강의 내용과 학생에게 제시하는 책이 로고스다. 의미 있는 메시지가 없으면 겉모습이 아무리 화려해도 상대의 마음을 움직일 수 없다. 영향력을 발휘하려면 말의 내용과 말을 전달하는 과정 모두가 최상의 것이라야 한다. 그리고 상대방을 설득하기 위해서는 철저한 준비와 확실한 근거를 바탕으로 메시지를 전달해야 한다.

신약성경 요한복음 1장 1절에 "태초에 말씀이 계시니라. 이 말씀이 하나님과 함께 계셨으니 이 말씀은 곧 하나님이시니라"라는 구절이 나온다. 여기서 '말씀'으로 번역되는 단어가 바로 로고스이며, 로고스는 곧 예수를 의미한다. 요한은 계속해서 예수를 의미하는 단어로 로고스를 사용한다. 다시 말해서 요한은 예수의 메시지, 그의 마음, 그의 인격, 그의 생각, 그의 자비와 사랑에 포함된 모든 것을 로고스라는 한 단어로 표현하였던 것이다.

6) 인간관계에서의 영향력의 의의

우리가 사회적 존재로서 다른 사람들과 더불어 살아가는 한은 리더로서 또는 팔로워로서 우리는 끊임없이 사회적인 영향력 속에서 살아가게 된다. 우리 주변의 모든 환경과 상황, 사물 또는 사람들이 우리들의 생각과 판단과 결정에 그리고 태도와 행동에까지 영향을 미치고 있지만 특히 우리가 관계를 맺고 있는 사람들로부터 많은 영향을 받으며 살아간다. 어떤 사람을 만났을 때, 상대방에게 호감이나 매력을 느끼는 것도 그 사람의 영향력이 작용한 것이라 할 수 있다. 그리고 특히나 자신의 정체성이 확립돼있지 못하거나 주위에서 일어나고 있는 상황에 대해 잘 모르거나 정보가 부족할 때, 또는 자신의 삶이나 하고 있는 일에 대한 자신감이나 확신이 없을 때에는 주위의 사회적 영향력에 더욱 민감하게 되고 그 영향력에 쉽게 동조하게 된다.

여기서 우리가 간과할 수 없는 중요한 사실은 사회적인 영향력에 의해 동조하고 변화하는 주체는 자신, 즉 자아(self)라는 사실이다. 외부는 우리에게 영향력을 미칠 수 있다. 그러나 그것은 일시적이며 그것을 변화 요인으로 받아들이는 것은 우리들의 판단이요, 그것이 옳다고 하는 우리의 자각이라는 사실이다. 따라서 우리 자신은 변화를 능동적으로 이끌어가는 주체이다. 또한 변화에 대한 책임도 우리 자신에게 있다는 것이다. 우리는 우리의 어떠한 행동의 결과도 다른 곳으로 책임을 돌릴 수 없다. 인간 사이에 일어나는 여러 가지 사건의 결과도 마찬가지이다.

≪성공하는 사람들의 7가지 습관≫의 저자인 스티븐 코비(Stephen R. Covey)는 "삶의 질(quality of life)이란 환경으로부터 주어지는 자극(stimulus)과 개인이 그 자극에 대하여 보여주는 반응(response) 사이에 형성되는 공간에서 어떤 상황이 일어나는가에 달려 있다"고 하였다. 여기서 자극 – 반응(S – R) 메커니즘은 전통적인 S – O – R, 즉 생물학적 유기체(organism)가 외부로부터 주어지는 자극에 대하여 반응하는 기계적 단순 메커니즘이 아니라, 어떤 자극에 대하여 유기체가 자신이 바라고 원하는 목표나 결과(consequence)를 위해서 필요한 행동(behavior)을 의도적으로 행하는 S–O–B–C 메커니즘이다. 그러니까 삶의 질은 환경으로부터 주어지는 자극에 대하여 유기체가 그것을 어떻게 지각(perception)하고 해석(interpretation)하여 보다 바람직하거나 나은 결과를 얻어내기 위하여 가능한 대안들 가운데서 어떤 선택을 하고(의사결정을 하고) 어떠한 행동이나 활동을 하느냐에 달려있다는 것이다.

따라서 인간관계에서 일어나는 모든 경우에 대한 책임은 우리 자신에게 있으며 어떠한 방향으로 이끌어 나갈 것이며 어떻게 유지관리하고 어떻게 발전시켜 나갈 것인가는 우리의 선택에 달려 있는 것이다. 그래서 그로브(T. G. Grove)는 인간관계 상호작용 속에서 가장 큰 비극은 어떠한 형태이든 자신이 선택권을 가지고 있다는 사실을 망각하고 포기하는 것이라고 말한다. 그는 우리가 선택권이 없다는 허상에 얽매어 우리 자신을 파괴하고 있는지도 모른다고 지적하고 있다. 우리에게 강하게 영향력을 행사하는 권위도 우리가 인정할 때만이 권위로서 작용할 수 있다. 건전한 인간관계는 복종이나, 동조나, 일시적으로 상대방의 기분을 건드리지 않음으로써 가능한 것이 아니다. 건전한 인간관계는 자신이 인간관계를 형성하는 주체요, 자신이 선택권을 가지고 적극적으로 관계를 엮어갈 때에 발전적인 관계가 가능하다는 것이다.

Check-list

나는 얼마나 매력적인 리더일까?

매 력	1	2	3	4	5
1. 믿음직스럽다					
2. 자연스러운 태도					
3. 명랑하다					
4. 냉철하다					
5. 도움을 준다					
6. 용기가 있다					
7. 조심성이 있다					
8. 존경받는다					
9. 침착하다					
10. 잘못을 깨닫는다					
11. 빈틈이 없다					
12. 책임감이 있다					
13. 싱실하다					
14. 결단력이 있다					
15. 충실하다					
16. 사교적이다					
17. 신중하다					
18. 열정적이다					
19. 낙천적이다					
20. 활달하다					
21. 신용할 수 있다					
22. 이해심이 많다					
23. 공정한 마음의 소유자 이다					

매 력	1	2	3	4	5
24. 동정심이 많다					
25. 생각에 일관성이 있다					
26. 진실하다					
27. 진실하다					
28. 과장하지 않는다					
29. 대범하다					
30. 너그럽다					
31. 참을성이 강하다					
32. 협력적이다					
33. 인화를 중시한다					
34. 은근하다					
35. 정력적이다					
36. 예의바르다					
37. 모험을 좋아한다					
38. 온화하다					
39. 남을 즐겁게 한다					
40. 싹싹하다					
41. 단순하다					
42. 교감(반응)을 잘 한다					
43. 분별력이 있다					
44. 자기가 자기를 움직인다					
합계					

6. 의사결정 기술

1) 의사결정

의사결정은 복잡한 인지적 과정으로 종종 특정 행동의 단계를 선택하는 과정으로 정의할 수 있다. 엔카르타 영어 사전(2009a)에서는 의사결정에 대해 '선택을 하고 결론에 이르는 과정'으로 정의하였다. 이 두 가지 정의는 특정 행동의 단계에 대한 의구심과 불확실한 것을 제거함으로써 선택이 이루어진다는 것을 제시한다.

문세해결은 의사결정의 한 부분으로 어려운 상황을 분석하는 데 초점을 둔 종합적 과정이다. 문제해결은 항상 의사결정 과정을 포함한다. 많은 교육자들은 문제해결과 의사결정을 동일하게 사용하지만, 이 두 개념 사이에는 중요한 차이점이 있다. 의사결정은 문제해결 과정의 최종 단계이지만 문제해결 과정에서 요구되는 분석 과정 없이도 수행될 수 있다. 문제해결은 상황에서의 근본적인 문제를 규명하고자 시도하기 때문에 실제 상황을 분석하는 데 더욱 많은 시간과 노력을 요구한다.

반면 의사결정은 특정 문제에 의해 그 행위가 촉발되지만 근본 문제를 제거하는 데 초점을 두지 않는 방법으로 문제를 다룬다. 의사결정은 문제를 해결하기 위해서 내려지는 것이 아니다. 이러한 대안은 실제 문제를 해결한 시간, 노력, 자원이 부족하기 때문에 선택될 수 있다. 몇 가지 상황에서 이러한 선택은 적절한 결정이라 할 수 있다.

예시

간호 관리자가 지난 3개월 동안 결근을 많이 한 일반 간호사를 데리고 있다고 가정해보자. 보통 관리자는 이러한 상황에 대해 중재를 해야 한다. 그러나 관리자는 그 간호사가 직장을 곧 그만두고 다른 지역의 학교에 복귀할 것이라는 믿을 만한 정보를 가지고 있다. 이러한 문제는 곧 해결될 것이기 때문에 그 관리자는 문제를 해결하기 위한 시간과 노력이 필요하지 않다고 결정할 수 있다.

2) 의사결정에서의 중요 요소

의사결정이 지대한 결과를 초래하기 때문에 일부 의사결정과 문제해결은 질적으로 우수해야 한다. 문제해결과 의사결정에서 과학적 접근법만을 사용하는 것은 항상 질적인 의사결정을 수반하지 않는다. 따라서 다음의 의사결정 중요 요소들은 질적으로 우수한 의사결정을 내리는 데 사용된다.

(1) 첫 번째 요소 : 명확한 목표

의사결정자들은 종종 첫 번째 목표나 목적을 결정하지 않고 문제해결 과정에 진입하곤 한다. 그러나 문제가 복잡해질 때 목표나 목적을 결정하는 것은 매우 중요하다. 의사결정이 빠르게 내려질 때조차도 시간적으로 잠시 중단하고 의사결정의 목적을 명확히 한다. 명확한 목적 없이 결정되는 사항이나 개인적 철학과 일관되지 않은 결정은 질적으로 낮은 결정이 될 것이다. 때때로 문제는 규명되었지만 목표가 잘못 설정되는 경우가 있다.

(2) 두 번째 요소 : 주의깊은 자료 수집

의사결정은 문제해결자의 접근 가능한 지식과 정보에 바탕을 두고 있기 때문에 우리는 정확한 정보를 어떻게 수집하는가를 배워야 한다. 정보의 축적은 문제를 규명하는 것 또는 의사결정을 내리는 순간부터 시작되고 문제해결 과정을 통해 지속된다. 정보가 종종 자연스럽게 수집되기도 하지만 대부분은 적극적인 탐색 과정을 거쳐 수집된다. 정보를 수집할 때는 항상 사람을 포함하며 어떠한 도구나 메커니즘도 사람의 실수보다 절대적이지 않음을 고려한다.

(3) 세 번째 요소 : 근거기반 접근

관리를 위해 혹은 리더로서 의사결정에 대한 지식과 통찰력을 얻기 위해서는 제시된 문제를 해결하기 위한 지식 그 이상에 도달해야 한다. 자료수집의 출처는 교과서, 그 분야의 전문가, 정기 간행물, 동료, 연구 결과 등이다. 대부분의 전문가들은 환자간호와 의사결정에 있어 가장 좋은 실무체계는 근거에 기반한 실무라는 데 동의한다.

간호사들은 간호실무에 대해 의사결정을 내리기 위한 자료를 수집하기 위해 근거기반 접근을 이용해야 한다. 시그마데타타우 국제학회에서는 근거기반실무에 대해 '환자, 의료진, 기타 인력과 환자와 관련된 연구 근거, 환자의 경험과 선호도, 임상적인 전문지식, 기타 정보에 기반하여 공통된 의사결정을 내리는 과정'이라고 정의하였다.

근거기반 의사결정과 실무는 간호사뿐 아니라 일반적인 전문직에 필수적인 요소로 고려되어야 한다.

(4) 네 번째 요소 : 많은 대안

브레인스토밍은 흔히 사용하는 기법 중 하나이다. 브레인스토밍의 목적은 비록 그 대안이 문제의 본질을 벗어난 것처럼 보인다 할지라도 모든 가능한 대안을 생각해내는 것이다. 단지 명백하게 적절한 대안을 생각하는 것으로 제한하는 것이 아니라, 기존에 가지고 있던 습관이나 억압된 사고의 흐름을 깨고 새로운 생각이 수면 위로 떠오르도록 해야한다. 브레인스토밍은 대부분 집단 토의 과정에서 쓰이지만 단독으로 의사결정을 내릴 때 쓰이기도 한다.

(5) 다섯 번째 요소 : 논리적 사고

문제해결 과정 동안 정보로부터 추론을 이끌어야 한다. 추론과정은 연역적 사고의 한 부분이다. 사람들은 정보와 대안을 통해 주의 깊게 사고를 해야 한다. 이 시점에서 잘못된 논리는 올바르지 못한 의사결정을 유도하기도 한다.

(6) 여섯 번째 요소 : 결정적 선택과 행동

적절한 정보를 수집하는 것이 충분하지 않다면, 논리적으로 생각하고, 많은 대안들로부터 선택하며, 개개인의 가치의 영향력에 주의해야 한다. 그리고 마지막 분석에서 반드시 행동해야 한다.

3) 의사결정에서의 개인적 변인

의사결정은 인식하고 평가하는 것을 포함하기 때문에 감각과 직관을 통해 인식하고, 이성과 감정에 의해 그들의 인식을 평가하기 때문에 개별성은 의사결정의 일부를 차지한다. 모든 사람들은 각기 다른 가치와 삶의 기대를 가지고 있기 때문에 각 개인은 다르게 인식하고 생각하며 동일한 환경에서 다른 의사결정을 내리게 된다. 따라서 의사결정의 어떠한 논의도 의사결정자의 역할에 대한 주의 깊은 통찰 없이는 완전히 이루어질 수 없다.

(1) 성별

연구 결과에 따르면 성별은 의사결정에 중요한 역할을 수행한다고 한다. 여성들은 불확실성, 의구심, 의사결정에서 역동성에 대해 더욱 염려하는 경향이 있다. 또한 환경에 대한 제약과 주변의 가까운 사람들을 더욱 의식하는 경향이 있으며, 의사결정 시 남성에 비해 이성보다 감정에 더욱 영향을 받는다고 하였다. 반대로 남성들은 의사결정의 수행에 요구되는 정보 분석에 더욱 중요성을 두며 의사결정의 목표와 목적에 더욱 치중하는 경향이 있다고 하였다. 남성들은 과정에 있어 더욱 동기화되며 모든 업무 관련 요소로부터 압박을 강하게 받는 것으로 나타났다.

(2) 가치

개인의 가치체계에 따라 의사결정이 달라진다. 기준이 얼마나 객관적인지에 관계없이 가치 판단은 의식적 · 무의식적으로 개인의 의사결정에 항상 영향을 미친다. 대안이나 최종 선택도 각자의 가치체계에 의해 제한을 받는다. 가치체계는 인식에 영향을 주기 때문에 자료수집, 정보 처리과정, 최종 결과에 영향을 미친다.

(3) 삶의 경험

의사결정 시 이전의 교육과정이나 의사결정 경험과 같은 과거 경험의 영향을 받는다. 개인이 더욱 성숙할수록 그의 배경은 더욱 폭넓어지며 더욱 많은 대안을 규명할 수 있다. 자율성을 추구하는 사람은 자율성을 두려워하는 사람에 비해 더 많은 의사결정 경험을 가지고 있다. 이와 같이 과거의 의사결정에 대한 긍정적 · 부정적 경험은 개인의 의사결정에 영향을 미치기도 한다.

(4) 개인적 선호

의사결정에서 개인이 고려하는 모든 대안 가운데 한 가지 대안이 다른 것에 비해 더 선호되기 마련이다. 또한 물리적 · 경제적 · 감정적 위험과 시간 · 에너지 지출이 개인적 위험의 요인이며, 비용이 의사결정에 포함될 수 있다. 예를 들면 재정의 한계 혹은 감소된 에너지 수준이 문제해결을 위한 대안을 선정하는 데 영향을 줄 것이다.

(5) 주요 대뇌반구와 사고 유형

대부분의 사람들은 좌뇌 혹은 우뇌에 주도되어 생각하는 것으로 받아들여지고 있다. 분석적이고 직선적 · 좌뇌적인 사람들은, 창조적이고 직관적 · 우뇌적인 사람과 다르게 정보를 처리한다. 좌뇌적인 사람들은 언어, 논리, 숫자, 연속적 질서를 다루는 과정에 전형적으로 능숙한 반면, 우뇌적인 사람들은 비언어적 생각, 전인적인 종합화에 더 능숙하다. 결과적으로 좌뇌적인 사람들은 수학, 독해, 조직화, 기획화에 더 강한 반면, 우뇌적인 사람들은 이미지, 음악, 색깔, 패턴을 다루는 일에 더 능숙하다.

노벨상을 수상한 로저 스페리(Roger Sperry)와 일부 연구자들은 주도적인 뇌의 영역에 따라 4가지의 생각하는 유형이 있다고 진술하였다. 비판적인 사고와 전뇌 사용의 방법을 연구한 네드 헐만(Ned Herrmann)은 뇌가 네 부분으로 나뉘고 뇌의 영역에 따라 의사결정이 다양하다고 진술하였다. 예를 들면 좌뇌 상부가 발달한 사람의 경우 사실적인 정보, 숫자를 다루는 작업을 좋아하는 분석적 사고가라고 하였다. 이러한 사람들은 문제를 논리적 · 합리적으로 해결하고자 한다. 좌뇌 하부부위가 발달한 사람들은 위 3가지 유형에 비해 가장 감정적으로 문제를 해결하고자 하며 그들은 동정적 · 공감적이고 의사결정에 있어 대인적 관계 요소에 가장 비중을 둔다고 진술하였다.

릭비(Rigby) 등은 자원이 제한되어 있을 때 성장을 위한 핵심 열쇠는 상상력 있는 우뇌 파트너와 함께 분석적인 좌뇌 성향의 사람들을 짝짓는 것이라고 하였다. 우뇌적 성향의 사람들은 혁신을 일으키는 데 창조적이고, 좌뇌적 성향의 사람들은 사고의 구조를 제공하여 이를 현실화할 수 있도록 하기 때문이다.

4) 의사결정 도구

의사결정 도구로 초보 혹은 중간수준의 관리자에게 도움이 될 수 있는 의사결정 그리드, 예산 지불 테이블, 의사결정 나무, 결과 테이블, 논리적 모델, 프로그램 평가와 검토 기법 등이 있다. 그러나 의사결정 도구들을 사용하더라도 최종 결정의 몫은 그 당사자에게 있으며 이러한 도구를 사용함에도 불구하고 오류를 불러일으킬 수 있다.

(1) 의사결정 그리드

이 모형은 대안을 시각적으로 살펴보고 각각의 항목을 기준에 따라 비교할 수 있게 한다. 어떠한 기준이 선정되더라도 같은 기준이 각 대안을 분석하기 위해 사용된다. 많은 대안들이 생성되었거나 위원회에 의사결정을 위해 협력할 때 이러한 그리드는 의사결정 과정을 진행하는 데 효과적이다. 예를 들면 이러한 도구는 병동의 간호관리 방식을 바꾸거나 대규모의 인터뷰 응시자 집단에서 적절한 인원을 선발할 때 도움이 된다.

제품-시장 확장 그리드

	기존제품	신제품
기존시장	시장침투 (가격인하, 광고증대, 유통망 확대)	제품개발 (제품개선, 신제품)
신 시장	시장개발 (지리적 신 시장, 인구통계적 신시장)	다각화 (타 사업분야 진출)

그림 3-4 의사결정 그리드의 예

(2) 예산 지불 테이블

이 의사결정 도구는 비용–이익–용적 관계를 가지고 있으며 한 품목의 비용이나 예상되는 용법과 같은 수량적 정보가 가능할 때 매우 유용하다.

예시

강사를 초청하는 비용이 40만원이라면 병원 내 교육 프로그램 기획자는 각 20명의 참여자들로 하여금 각 2만원을 지불하라고 요청할 수 있으나 40명의 참여자들에게는 단지 1만원만이 소요된다. 교육 내 프로그램 기획자는 과거 그 강의의 참여자 수, 가능한 강당 크기를 결정하기 위해 추후 잠재적으로 참여할 수 있는 간호사의수, 강의에 얼마가 소요되는지를 결정할 수 있다. 예산 지불 테이블은 올바른 의사결정이 내려질 것이라는 것을 보장하지는 않지만 자료들을 시각화하는 데 도움을 준다.

(3) 의사결정 나무

의사결정은 가끔 다른 사건들의 결과와 관련이 있기 때문에 관리 분석가들에 의해 의사결정 나무가 개발되었다. 의사결정나무(Decision Tree)는 의사결정에서 나무의 가지를 가지고 목표와 상황과의 상호 관련성을 나타내어 최종

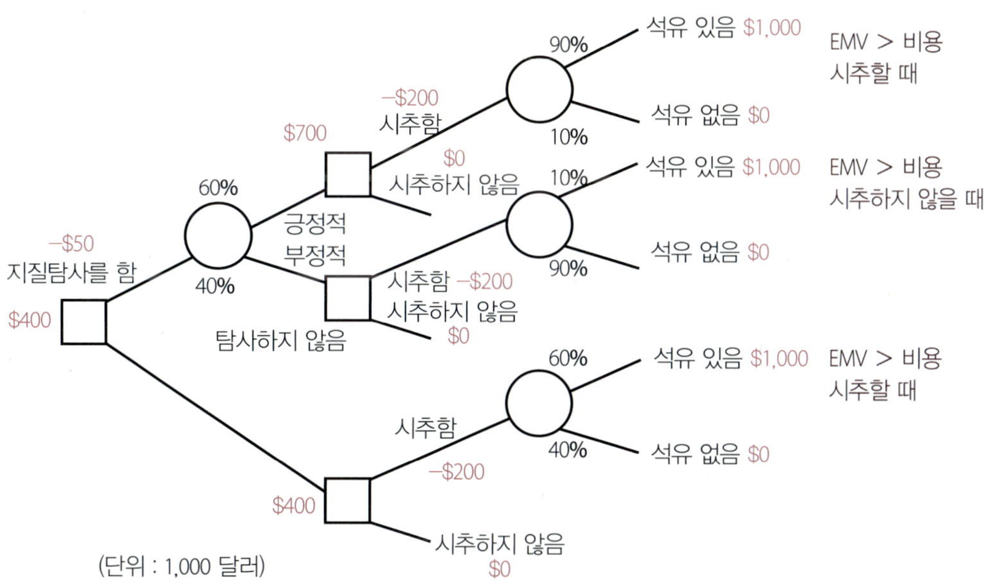

그림 3-5 **의사결정 나무의 예**

적인 의사결정을 하는 불확실한 상황 하의 의사결정 분석 방법을 말한다. 의사결정규칙(Decision Rule)을 나무구조로 도표화하여 관심대상이 되는 집단을 몇 개의 소집단으로 분류(Classification) 하거나 예측(Prediction)을 수행하는 계량적 분석 방법이다. 분석결과는 조건 A이고 조건 B이면 결과집단 C라는 형태의 규칙으로 표현되므로 이해가 쉽고, 분류 또는 예측을 목적으로 하는 다른 계량적 분석방법에 비해 쉽게 이해하고 활용할 수 있다는 장점이 있다.

(4) 결과 테이블

이 도구는 얼마나 다양한 대안이 다른 결과를 유발하는지를 제시한다. 이 도구는 테이블의 한 부분에 문제해결을 위한 목표를 나열하고 각각의 대안이 바라는 목표를 얼마나 충족시킬 수 있는지를 등급화한다. 예를 들면 지난 6개월 동안 낙상을 겪은 환자의 수는 평균보다 높게 나타났다. 분석 후에 다음 대안이 해결안으로 선택될 수 있다.

① 직원들에게 낙상 예방에 대한 새로운 교육 프로그램을 제공한다.
② 환자들이 높이가 낮은 침대에서 자고 침상 난간을 올리는지를 확인하기 위해 야간 체크를 수행한다.
③ 의식 혼란 환자들을 위해 부드러운 억제대를 사용하도록 하는 정책을 수행한다.

의사결정자는 문제를 해결하기 위한 목표에 해당하는 각각의 대안을 열거하는데, 여기에는 (a) 낙상 빈도의 감소, (b) 정규적 기준의 충족, (c) 비용효율적, (d) 현재의 정책 지침과의 부합 등이 있다. 의사결정자는 각각의 기대하는 목표를 열거하고 기준적인 핵심을 통해 각 대안을 조사하는데, 이는 대안들

표 3-2 결과 테이블

문제해결을 위한 목표	대안1	대안2	대안3
1. 낙상 빈도가 감소한다.	×	×	×
2. 정규적인 기준을 충족한다.	×	×	×
3. 비용효과적이다.		×	×
4. 현재의 정책 지침에 부합한다.			×
의사결정 점수			

간에 공정하게 비교하고 기대되지 않는 선택을 제거하는 데 도움을 준다. 각 대안들의 장기적 영향을 탐구하고 이러한 의사결정이 타인에게 어떻게 영향을 주는지를 살펴보는 것은 중요하다.

(5) 프로그램 평가와 검토 기법

프로그램 평가와 검토기법(program evaluation and review technique, PERT)은 의사소통의 시간을 결정하는 데 대중적으로 사용되는 도구이다. 이 도구는 최종 사건이 발생한다면 사건과 행동이 언제 발생해야 하는지를 예측하는 도식도라 할 수 있다.

업무를 완성시키기 위한 시간은 긍정적인 시간, 평균 시간, 부정적인 시간에 따라 각각 소요될 수 있는 시간을 계산하여 나열한다. 중요한 경로는 한 사건이 발생하기 이전에 꼭 선행되어야 하는 것을 보여준다. 프로그램 평가와 검토 기법은 집단 내 구성원들이 특정 프로젝트를 대상으로 작업할 때 특히 도움이 된다. 도식도는 모든 사람이 문제에 대해 업데이트되도록 하며 첫 번

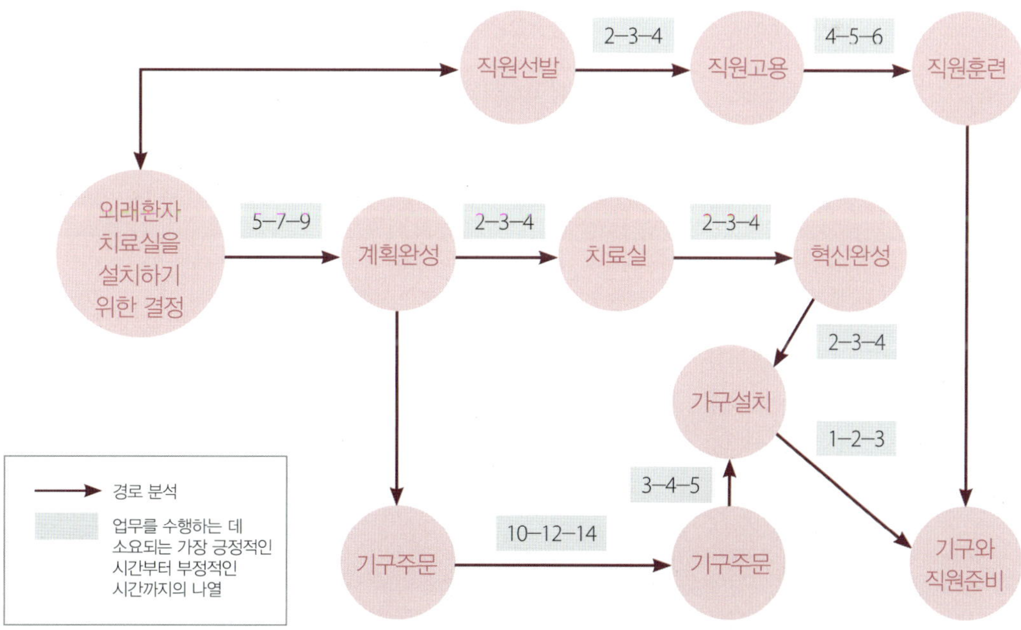

그림 3-7 PERT 흐름 도식도의 예 : 외래환자 치료실을 설치하기 위한 도식도

째 문제가 발생할 때 쉽게 규명된다. 도식도는 대중적이며 개인적으로 의사결정을 할 때도 많이 사용된다.

5) 의사결정 도구 사용에서의 함정

의사결정 시 흔한 실책은 첫 인상을 토대로 결정을 하는 것인데 이것은 확증편견(confirmation bias)으로 인한 경우가 흔하다. 이는 위의 여러 가지 의사결정 도구를 사용한다 하더라도 결과에 영향을 미친다. 인간은 강하게 인상이 남는 사건에 집중하는 본성을 가지고 있다. 그러므로 의사결정에 영향을 주는 개념이나 편견에 선입관을 가질 수 있다. 관리자는 현재의 의사결정에 과도하게 자주 과거의 사건에 영향을 받기도 한다. 타인의 참여가 필요할 때라도 의사결정 시에 타인을 포함시키는 것이 항상 필요한 것은 아니며, 관리자 역시 대규모 집단에 참여할 시간이 없을 수 있다. 그러나 타인의 참여가 필요한 의사결정과 관리자 스스로 의사결정을 내려야 하는 경우를 분리하는 것은 중요하다.

참고문헌

1. 김광건, 리더십의 첫 번째 요소 '영향력', 한국기독공보[2785호] 2011. 01. 05
2. 김진수, 선비 리더십, 열린 창고, 2007, p.74.
3. 박종선 외(2014). 간호지도자론, 수문사, pp.8-32.
4. 백기복(2014). 리더십 리뷰, 창민사, pp.259-311.
5. 송운석, 인간관계론, 학현사, 1995, pp.175.
6. 이상호(2009). 조직과 리더십, 북넷, pp.10-14, 285-289, 300-306.
7. 이관응, 신뢰경영-일하기에 가장 훌륭한 포천 100대 기업 무엇이 다른가?, 엘테크, 1999, pp.246-247.
8. 이해정 외(2014). 영향력있는 간호사되기, 수문사.
9. 장금성 외(2015). 효과적인 관리를 위한 간호 리더십 7판, 정담미디어
10. 정옥자(2011), 한국의 리더십, 선비를 말하다, 문이당, p.152.
11. 존 코터, 댄 코헨-김성수 옮김(2004), 변화의 기술, 김영사, p.5
12. 한홍(2000), 거인들의 발자국, 두란, p.361.
13. Ann McGee-Cooper, "Accountability as Covenant : The Taproot of Servant- Leadership." In Larry C. Spears(ed.) Insights on Leadership, New York : John Willey & Sons, Inc., 1998.
14. Anita Finkelman(유선이 역), Leadership and Management for Nurses: Core Competencies for quality care, 간호사 리더십, 한언, 2013, pp.422-428
15. Barnard, C. I., The Functions of Executive(Cambridge Massachusetts : Harvard University Press, 1938, p.283.
16. Barnes Kim(정우찬 역), Exercising Influence, 한스미디어, 2005, p.22.
17. Bass, B. M., Leadership and Performance Beyond Expectations, New York : The Free Press, A Division of Macmillan Inc., 1985.
18. Bessie L, Marquis, Carol J. Huston(장금성 외 역), Leadership Roles and Management Functions in Nursing, 정담미디어, 2015, pp.4-29, pp.538-560.
19. Burns, J. M., Leadership, New York : Harper & Row, Publishers, Inc., 1978.
20. Etzioni, A., A Comparative Analysis of Complex Organization, New York : The Press, 1966.
21. Graves Stephen & Addington Thomas(정성묵 옮김), 설득보다 강력한 힘, 최고의 리더 예수의 영향력을 배워라, 예문, 2003, p.22.
22. House, R. J., 'A Path-Goal Theory of Leader Effectiveness', Administrative Science Quarterly, vol. 16(1971) : 321-38.
23. James M. Kouzes and Barry Z. Posner, Credibility : How Leaders Gain and Lose It ; Why People Demand It, San Francisco : Jossey-Bass, 1996.

24. James M. Kouzes and Barry Z. Posner, The Leadership Challege : How to Get Extraordinary Thing Done in Organizations, San Francisco : Jossey–Bass, 1987)
25. James M. Kouzes and Barry Z. Posner, "The Leadership Challege", Success, April, 1988, p.68.
26. Likert, R. The Human Organization, New York : McGraw–Hill Company, 1967, pp.26–29.
27. Machiavelli, N. C., Whether is better to be loved or feared, the Price and Dis–courses, New York : Random House, Inc., 1950, Chp. XVII.
28. Manz, C. and P. Sims, Jr.(김남현 역), 슈퍼 리더십(The New Super–Leadership), 경문사, 2002, p.60.
29. Peter M. Senge, "Robert Greenleaf's Legacy : A New In Larry C. Spears, Re– flections on Leadership, New York : John Wiley & Sons, Inc., 1995.
30. Robert B. Cialdini, Influence : the psychology of persuation, Harper Collins Publications, 1993.
31. Robert K. Greenleaf, On Becoming a Servant–Leader, Don M. Frick & Larry C. Spears(Eds.), San Francisco : Jossey–Bass Publishers, 1996.
32. S. Graves & T. Addington(정성묵 역), 최고의 리더 예수의 영향력을 배워라, 도서출판 예문, 2003, p.79.
33. Stephen Covey, in Blain Lee, The Power Principle.
34. T. G. Grove, Dynamic Interaction : Choice and Change in Conversations and Relationships, Wm. Brown Publishers, 1991.

부록

1. 변혁적 리더십의 측정도구

Bass & Avolio의 MLQ Form – 6 (5-Scale)

• 응답 양식: 1 – 전혀 그렇지 않다, 2 – 대체로 그렇지 않다, 3 – 보통이다,
4 – 대체로 그렇다, 5 – 매우 그렇다

	질문항목	5	4	3	2	1
1	나는 다른 사람들이 내 주위에 있는 것을 기분 좋게 느끼도록 한다.					
2	나는 우리가 무엇을 할 수 있고 또 무엇을 해야 하는지를 몇 마디 짧은 말로 명확히 표현한다.					
3	나는 다른 사람들이 낡은 문제들을 새로운 방식으로 생각하도록 할 수 있다.					
4	나는 다른 사람들이 자신을 스스로 개발해 나가도록 돕는다.					
5	나는 다른 사람들이 자신의 업무성과에 따른 보상을 받기 위해 무엇을 해야 하는지를 말해 준다.					
6	나는 다른 사람들이 합의된 업적기준을 충족시켰을 때 만족한다.					
7	나는 다른 사람들이 항상 같은 방식으로 계속 일하도록 하는 것에 만족하고 있다.					
8	다른 사람들은 나를 완전히 신뢰하고 있다.					
9	나는 우리가 무엇을 할 수 있는지에 대해 호소력 있는 표현을 하고 있다.					
10	나는 다른 사람들에게 복잡하고 어려운 문제를 보는 새로운 방법을 제공한다.					
11	나는 다른 사람들로 하여금 자신들이 하고 있는 것을 내가 어떻게 생각하고 있는지 알도록 한다					
12	나는 다른 사람들이 목표에 도달했을 때 인정해 주고 보상을 제공한다.					
13	일들이 잘 되어가고 있는 한 나는 어떤 것도 바꾸려고 시도하지 않는다.					
14	다른 사람이 무엇을 하려고 하든 나는 좋다.					
15	다른 사람들은 나와 함께 하고 있는 것을 자랑스럽게 생각한다.					
16	다른 사람들이 자신의 일에서 의미를 찾도록 돕는다.					
17	다른 사람들로 하여금 자신이 이전에 전혀 의문을 갖지 않았던 일들에 대해 다시금 생각하도록 만든다.					

18	나는 소외당하고 있는 듯한 사람에게 개인적인 관심을 보인다.					
19	나는 사람들이 그들의 업적에 대해 받고 있는 보상에 주의를 기울인다.					
20	나는 다른 사람들에게 그들이 자신의 일을 수행하기 위해 알아야 할 원칙들을 말해 준다.					
21	나는 다른 사람들에게 꼭 필요한 것만을 요구한다.					

이상적 영향력	1. 8. 15	개별적 고려	4. 11. 18
영감적 동기부여	2. 9. 16	상황적 보상	5. 12. 19
지적자극	3. 10. 17	예외의 관리	6. 13. 20
자유방임적 리더십	7. 14. 21		

자료 : Bass, B.M & Avolio, B.J (1992), Multifactor Leadership Questionnaire: Short form 6s, Binghamton, NY: Center forLeadership Studies. 재인용, 김남현 · 김정원 역(2001), 리더십, 경문사, 서울

2. 셀프리더십 설문지

• 응답 양식: 1 – 나를 전혀 설명하지 못한다, 2 – 나를 잘 설명하지 못한다,
3 – 나를 어느 정도 설명한다, 4 – 나를 어느 정도 잘 설명한다,
5 – 나를 매우 잘 설명한다

	질문항목	1	2	3	4	5
1	나는 작업 중 내가 하는 일의 방식을 지키고자 노력한다.					
2	나는 가끔 필요할 때 찾아볼 수 있도록 기억을 돕는 보조수단들(포스트잇)을 사용하고 있다.					
3	내 스스로 정한 구체적 목적을 위해 일하고 싶다.					
4	나는 일을 잘 끝내면 나 자신에게 호감이 생긴다.					
5	나는 제대로 일을 수행하지 못하면 스스로 위축된다.					
6	나는 실제로 중요한 일을 하기 전에 가끔 연습한다.					
7	나는 보통 어떻게 해야 하는지 알고 있다.					
8	나는 일에 집중할 수 있도록 주변을 정돈하고자 노력한다.					
9	나는 나 자신만의 개인적 목적이 있다.					
10	나는 일을 성공리에 끝내면 내가 좋아하는 무엇인가로 스스로를 보상한다.					

11	나는 일을 제대로 수행하지 못하면 나 자신에게 가혹하게 구는 경향이 있다.					
12	나는 중요한 행동을 실제로 하기 전에 반복해 보는 것을 좋아한다.					
13	나는 내가 하고 있는 프로잭트의 진도를 지킨다.					
14	나는 바람직한 행동을 가져올 사물과 사람들을 내 주변에 가까이 두고자 노력한다.					
15	나는 일을 위해 목표를 세우는 편이다.					
16	내가 주어진 일을 할 때 그중에서 특히 내가 스스로 즐길 수 있는 부분이 있다면 그 자체가 보상이라고 생각한다.					
17	나는 나의 실패와 관련하여 가끔 나 자신을 비판한다.					
18	나는 실제로 도전에 직면하기 전에 가끔 미리 연습을 해 본다.					

■ 진단 계산

내용		계산 합
A 자기관찰	1.7.13 응답점수의 합	
B 힌트전략	2.8.14	
C 자기목표설정	3.9.15	
D 자기보상	4.10.16	
E 자기벌칙	5.11.17	
F 연습	6.12.18	
X X를 뺀 나머지의 총점		

평가 : A~F까지 각 영역의 점수에 대한점수범위는 3-15점이다.

3~4점	매우 낮음	5~7점	낮은
8~10점	중간수준	11~13점	높음
14~15점	매우 높음		

총점 X에 대한 평가

(총점 범위는 15~75점, E를 빼는 것은 자기벌칙은 부정적 요인이므로)

15~22점	전체적으로 매우 낮음	23~37점	전체적으로 낮음
38~52점	전체적으로 보통	53~67점	전체적으로 높음
68~75점	전체적으로 매우 높음		

3. 이슈 리더십 측정 도구

항목	내용
1	성과를 높이기 위해 새롭고 실제적인 이슈를 제안한다.
2	생산성을 위해 새로운 기술, 절차, 기법과 아이디어를 찾는다.
3	업무의 질을 높이기 위해 새로운 방법을 주장한다.
4	창의적인 이슈를 제안하는 좋은 원천을 가지고 있다.
5	주어질 기회에 대비하여 직무에 대한 새로운 이슈를 준비한다.
6	새로운 이슈 완성을 위해 적절한 계획을 세운다.
7	문제를 창의적으로 해결하기 위한 아이디어를 제시한다.
8	새로운 과업 수행방법을 제안한다.
9	새로운 이슈와 관련된 회의를 자주 소집한다.
10	팀원들을 잘 설득하여 이슈 실행에 참여할 수 있도록 유도한다.
11	이슈 실행에 있어서 기존의 직책에 상관없이 진행한다.
12	새로운 이슈를 달성하였을 때 얻을 수 있는 기업의 가치나 효과를 구체적으로 보여줌으로써 참여자의 지지를 구한다.
13	이슈를 실행하는 데 필요한 의사결정 과정에 참여자를 모두 포함시킨다.
14	이슈 실행에 필요하다면 조직의 전통적 질서에서 벗어난 의사결정을 할 수 있다.
15	이슈 실행에 필요한 인적자원을 회사에서 지원받아온다.
16	이슈 실행에 필요한 물적자원을 회사에서 지원받아온다.
17	이슈 실행에 필요한 예산을 확보할 수 있다.
18	이슈 실행을 통해 얻을 수 있는 개인적 보상이나 그 정보를 참여자들이 공유할 수 있게 한다.

자료 : 신명룡, 2005, 이슈 리더십 측정도구개발, 국민대 대학원.(재인용)

- 응답양식: 1(전혀 그렇지 않다), 4(보통이다), 7(매우 그렇다): 진단대상에 따라 "나는..." 또한 "그는..."을 각 문장의 앞에 붙여 읽고 응답할 것.
- 결과해석: 설문 결과를 다 합하여 7로 나눈 값을 가지고 판단하는데, 7점 만점에 5.0 이상이면 Yes로 보면 되고, 그 이하면 No로 판단하게 된다. 자신의 리더십 평가와 주변 오디언스들의 그에 대한 평가 결과의 차이(gap)에 주의를 기울여 해석하는 것이 중요하다.
- 결과활용: 이슈 리더십 평가 자료는 여러 측면에서 활용될 수 있다. 인사평가의 일부로도 활용될 수 있고, 교육훈련을 하기 전과 후의 달라진 모습을 진단하는 목적으로도 쓰일 수 있다. 각자에게 자기 발전을 위한 피드백 차원에서 제공되는 것이다.

4. 구조주도, 배려 측정도구- LBDQ XII (5 Scale) Leader Behavior Description Questionnaire

• 응답 양식: 1 – 전혀 그렇지 않다, 2 – 대체로 그렇지 않다, 3 – 보통이다,
4 – 대체로 그렇다, 5 – 매우 그렇다

1) 구조주도행위

	상사는	5	4	3	2	1
1	집단의 일원으로서 구성원들에게 기대되는 것이 무엇인지 알려준다.					
2	정형화된 절차의 활용을 장려한다.					
3	자신의 아이디어를 집단에 적용시키려고 한다.					
4	집단에 대한 자신의 태도를 명확히 한다.					
5	과업을 할당하고 구성원들로 하여금 그 과업을 처리하도록 한다.					
6	빈둥거리는 구성원들에게 전력을 다해 일하도록 한다.					
7	집단 내에서 상사의 역할이 구성원들에게 이해되고 있다고 확신한다.					
8	과업이 수행되도록 계획을 짠다.					
9	작업수행에 대한 명확한 기준을 유지한다.					
10	집단구성원들에게 표준규칙과 규정을 따르도록 요구한다.					

2) 배려행위

	상사는	5	4	3	2	1
1	정감있고 가까이 하기 쉽다.					
2	집단의 일원이 되는 것을 즐겁게 해주는 사소한 일들을 한다.					
3	집단에서 건의한 제안을 실행한다.					
4	모든 구성원들을 평등하게 대우한다.					
5	변화에 대해 미리 주시한다.					
6	정보를 남에게 알려주지 않는다(R).					
7	집단구성원의 개인적 복지에 주의를 기울인다.					
8	변화를 추구한다.					
9	그의 행동조치에 대해 구성원들에게 설명하지 않는다(R).					
10	집단구성원의 의견을 묻지 않고 행동한다.					

- 행위론의 원조 오하이오주립대학연구자들이 개발한 설문 중 150문항을 40문항으로 줄여서 사용하지만, 여기서는 20문항으로 축약된 것을 제시한다(리더십리뷰, 재인용).
- 구조주도행위란 과업, 목표, 규율중심의 행위를 뜻하고 배려는 인간중심행위를 뜻한다.
- (R) 표시된 항목은 역문항이다. 응답을 5=1, 4=2, 3=3, 2=4, 5=1로 바꾸어서 처리하고 해석한다.
- 스스로의 리더십을 측정할 때는 "나는……"식으로 바꾸면 된다.

5. 피들러(Fiedler)의 리더십이론

1) LPC척도

함께 일하기 가장 싫었던 사람을 생각해서 표시하시오.

8	7	6	5	4	3	2	1
매우 그렇다	상당히 그렇다	꽤 그렇다	약간 그렇다	약간 아니다	꽤 아니다	상당히 아니다	전혀 아니다

(감정적으로 개인적으로 싫은 사람이 아니라 업무 수행과 관련된 것임)

LPC척도(Least Preferred Co-Worker Scale)

	내용	척도 점수								내용
1	쾌활한 사람	8	7	6	5	4	3	2	1	쾌활하지 못한 사람
2	친절하고 다정한 사람	8	7	6	5	4	3	2	1	불친절하고 다정하지 못한 사람
3	거부적인 사람	1	2	3	4	5	6	7	8	수용적인 사람
4	긴장하고 있는 사람	1	2	3	4	5	6	7	8	긴장 풀고 여유 있는 사람
5	거리를 두는 사람	1	2	3	4	5	6	7	8	친근한 사람
6	냉담한 사람	1	2	3	4	5	6	7	8	다정한 사람
7	지원적인 사람	8	7	6	5	4	3	2	1	적대적인 사람
8	따분해하는 사람	1	2	3	4	5	6	7	8	흥미 있어 하는 사람
9	싸우기 좋아하는 사람	1	2	3	4	5	6	7	8	화목하고 잘 조화하는 사람
10	우울한 사람	1	2	3	4	5	6	7	8	늘 즐거워하는 사람
11	서슴치 않고 개방적인 사람	8	7	6	5	4	3	2	1	주저하고 폐쇄적인 사람
12	험담 잘하는 사람	1	2	3	4	5	6	7	8	너그럽고 관대한 사람
13	신뢰할 수 없는 사람	1	2	3	4	5	6	7	8	신뢰할 만한 사람

14	사려 깊은 사람	8	7	6	5	4	3	2	1	사려 깊지 않은 사람
15	심술궂고 비열한 사람	1	2	3	4	5	6	7	8	점잖고 신사적인 사람
16	마음에 맞는 사람	8	7	6	5	4	3	2	1	마음에 맞지 않는 사람
17	성실하지 않는 사람	1	2	3	4	5	6	7	8	성실한 사람
18	친절한 사람	8	7	6	5	4	3	2	1	불친절한 사람

• 결과해석 및 평가 기준
57점 이상: 과업지향적 리더
64점 이상: 관계지향적 리더

6. 허시와 브랜차드(Hersey & Blanchard)의 성숙도이론 측정척도

1) 리더십 행동유형 측정척도(7-Scale)

7	6	5	4	3	2	1
매우 그렇다	상당히 그렇다	그렇다	중립	아니다	상당히 아니다	전혀 아니다

[보기] 아래 내용을 읽고 7~1번 중 해당되는 번호에 ㅇ표 하시오.

리더유형	행동차원	행동척도						
과업지향 리더십	목표수립	구성원들이 성취해야할 목표를 명확하게 제시한다.						
		7	6	5	4	3	2	1
	조직화	구성원들을 위해 과업 상태를 조직화한다.						
		7	6	5	4	3	2	1
	시간 정립	구성원들을 위해 시간 한도를 명확히 세운다.						
		7	6	5	4	3	2	1
	지시	구성원들에게 지시사항을 명확히 제공한다.						
		7	6	5	4	3	2	1
	통제	과업에 대한 규칙적인 보고를 명확히 규정하고 요구한다.						
		7	6	5	4	3	2	1
관계지향 리더십	후원	구성원들 지지와 격려를 제공한다.						
		7	6	5	4	3	2	1

관계지향 리더십	의사소통	구성원들의 직무활동에 대해 서로 토의한다.						
		7	6	5	4	3	2	1
	상호작용	타인에 대한 구성원들의 상호작용을 촉진한다.						
		7	6	5	4	3	2	1
	적극청취	구성원의 의견과 관심사에 주의를 기울인다.						
		7	6	5	4	3	2	1
	피드백	구성원들의 성과에 대해 피드백을 제공한다.						
		7	6	5	4	3	2	1

2) 부하의 성숙도 측정 척도

8	7	6	5	4	3	2	1
매우 그렇다	상당히 그렇다	꽤 그렇다	약간 그렇다	약간 아니다	꽤 아니다	상당히 아니다	전혀 아니다

[보기] 아래 내용을 읽고 7~1번 중 해당되는 번호에 ○표 하시오.

성숙도		높음		중간				낮음	
		8	7	6	5	4	3	2	1
		M4		M3		M2		M1	
능력 척도	직무경험	직무에 적절한 경험을 가지고 있다.							
		8	7	6	5	4	3	2	1
	직무지식	필요한 직무지식을 가지고 있다.							
		8	7	6	5	4	3	2	1
	직무요구	어떤 직무요구가 이행되어야 하는지 이해한다.							
		8	7	6	5	4	3	2	1
의지 척도	책임의식	책임의식이 높다.							
		8	7	6	5	4	3	2	1
	성취동기	성취하려는 욕망이 높다.							
		8	7	6	5	4	3	2	1
	직무전념도	직무전념 헌신도가 높다.							
		8	7	6	5	4	3	2	1

7. 팔로워십 측정 질문(7-Scale)

7	6	5	4	3	2	1
매우 그렇다	상당히 그렇다	그렇다	중립	아니다	상당히 아니다	전혀 아니다

[보기] 아래 내용을 읽고 7~1번 중 해당되는 번호에 ○표 하시오.

	내용	척도 점수						
1	당신의 일은 지신에게 중요한 시회적목표나 개인적인 꿈을 성취하는 데 도움이 되는가?	7	6	5	4	3	2	1
2	당신 개인의 작업 목표가 조직의 최고목표와 조화하는가?	7	6	5	4	3	2	1
3	당신은 최선의 아이디어와 능력을 일과 조직에 쏟고 헌신적이며 정력적으로 일하는가?	7	6	5	4	3	2	1
4	당신의 열기가 확산되어 동료들을 활기차게 만드는가?	7	6	5	4	3	2	1
5	리더의 지시를 기다리거나 일을 단순히 떠맡는 것이 아니라 중요한 조직목표를 위해 무엇이 가장 중요한 조직 활동인지 직접 판단을 하는가?	7	6	5	4	3	2	1
6	조직에 가치 있는 사람이 되기 위해 조직 활동 속에서 독특한 능력을 적극적으로 발휘하는가?	7	6	5	4	3	2	1
7	새로운 일이나 임무가 시작되었을 때 리더가 중요한 의미라고 생각하는 업무에서 곧바로 공적을 세우는가?	7	6	5	4	3	2	1
8	당신은 기한 내에 업무를 완수할 뿐 아니라 때때로 리더가 당신을 믿고 어려운 임무를 당신에게 맡기는가?	7	6	5	4	3	2	1
9	당신은 자신의 업무범위가 벗어나는 일도 찾아내서 솔선수범하는가?	7	6	5	4	3	2	1
10	집단 프로젝트의 리더가 아닐 때도 맡은 일보다 많은 일을 하고 능력껏 공헌하는가?	7	6	5	4	3	2	1
11	리더나 조직의 목표에 공헌할 수 있는 새로운 아이디어를 독자적으로 고안해서 적극적으로 제기하는가?	7	6	5	4	3	2	1
12	리더에게 의존해서 일을 해결하기보다는 스스로 해결하려고 하는가?	7	6	5	4	3	2	1
13	자신은 아무런 인정을 못 받더라도 다른 동료들이 좋은 평가를 받도록 돕는가?	7	6	5	4	3	2	1
14	필요한 경우 반대 의견을 내서라도 리더와 조직의 아이디어나 계획의 상향잠재력과 하향위험성 모두를 볼 수 있도록 돕는가?	7	6	5	4	3	2	1

15	리더의 요구나 목표, 제약을 이해하고 그것들을 충족시키기 위해 열심히 일하는가?	7	6	5	4	3	2	1
16	자신에 대한 평가를 미루기보다는 장점과 약점을 적극적이고 솔직하게 인정하는가?	7	6	5	4	3	2	1
17	지시받은 일만 하는데서 탈피하여 리더가 내린 판단이 얼마나 현명한가를 스스로 평가해보는 습관이 있는가?	7	6	5	4	3	2	1
18	리더가 당신의 전문분야나 개인의 흥미에 반대되는 일을 해달라고 부탁할 때 싫다고 하는가?	7	6	5	4	3	2	1
19	리더나 집단의 기준이 아니라 자신의 윤리적 기준에 따라 행동하는가?	7	6	5	4	3	2	1
20	소속된 집단과 갈등하거나 리더로부터 보복당한다 해도 중요한 이슈에 대해서 자기 견해를 주장하는가?	7	6	5	4	3	2	1

- 독립적 · 비판적 사고 문항: 1, 5, 11, 12, 14, 16, 17, 18, 19, 20
- 적극적 · 능동적 참여 문항: 2, 3, 4, 6, 7, 8, 9, 10, 13, 15
- 팔로워십 결과 해석 기준

유형	독립적 · 비판적사고 점수	적극적 · 능동적 참여 점수
모범형	40~60점	40~60점
수동형	0~20점	0~20점
소외형	40~60점	0~20점
순응형	0~20점	40~60점
실무형	21~39점	21~39점

찾아보기

ㅁ

ㅂ

ㅅ

ㅇ

ㅈ

ㅊ

ㅋ

ㅌ

저자소개

김인경 송곡대학교 간호학과
김형희 김해대학교 간호학과
문숙자 세한대학교 간호학과
이혜영 두원공과대학교 간호학과
김유미 한국국제대학교 간호학과

저자와의
협의하에
인지생략

간호 리더십과 팔로워십

발 행 일 2016년 8월 10일 초판 1쇄
2017년 7월 30일 초판 2쇄
저 자 김인경 김형희 문숙자 이혜영 김유미
발 행 인 김재민
발 행 처 J M K
서울특별시 마포구 백범로 104, 봉화빌딩 4층
출판등록 1990년 10월 25일 제 9-246호
전 화 02)713-0421~3
팩 스 02)704-6265
전자우편 jmk@jmkp.co.kr
홈페이지 www.jungmunkag.co.kr

정 가 20,000원

ISBN 979-11-85210-78-0 93510

도서출판 JMK는 정문각 출판사의 자회사입니다.